ÉTUDE NOUVELLE

DU

BASSIN GÉNÉRALEMENT RÉTRÉCI

PAR LE DOCTEUR

ÉDOUARD REVEIL

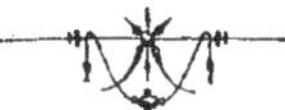

LYON
IMPRIMERIE A. WALTENER ET Cie
14, Rue Bellecordière, 14

1882

ÉTUDE NOUVELLE

DU

BASSIN GÉNÉRALEMENT RÉTRÉCI

ÉTUDE NOUVELLE

DU

BASSIN GÉNÉRALEMENT RÉTRÉCI

PAR LE DOCTEUR

ÉDOUARD REVEIL

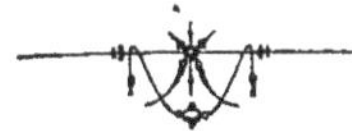

LYON
IMPRIMERIE A. WALTENER ET Cie
14, Rue Bellecordière, 14

1882

A LA MÉMOIRE DE MON GRAND'PÈRE

Le Docteur LAPEIRE

Chevalier de la Légion d'honneur

A MA GRAND'MÈRE LAPEIRE

A MON ONCLE L. LAPEIRE

Avocat

A LA MÉMOIRE DE MON PÈRE

O. REVEIL

Docteur en médecine, Docteur ès-sciences
Agrégé à la Faculté de médecine et à l'Ecole supérieure de pharmacie
Pharmacien des Hôpitaux

A MON GRAND-ONCLE E. REVEIL

Ancien Maire de Lyon, Commandeur de la Légion d'honneur

A MA MÈRE

A MON FRÈRE

A MES AMIS

A MON PRÉSIDENT DE THÈSE

M. le Professeur BOUCHACOURT

A MES MAÎTRES DANS LES HÔPITAUX

MM. AUBERT, LÉTIÉVANT, MARDUEL, PERROUD

INTRODUCTION

Dans le cours de ses leçons cliniques, M. le Professeur Bouchacourt appela notre attention sur ce vice de conformation du pelvis, décrit par les classiques sous le nom de *bassin généralement* et *régulièrement rétréci*. Ce maître nous montra que cette variété anormale, bien connue par les travaux de Fr. Ch. Nægele, avait été mal comprise, et par conséquent mal étudiée par ceux qui vinrent après lui. En attribuant à ces bassins une réduction uniforme de leurs diamètres, ces auteurs ont perpétué une erreur qu'il importait de dissiper. Cette pensée nous a guidé dans le choix du sujet de notre thèse ; la conviction d'avoir fait un travail utile nous attirera, nous voulons l'espérer, l'indulgence de nos juges pour ce modeste essai.

Deux mots d'explication sur le plan :

La première partie comprend : le bassin de la femme en général, son développement et l'étude du bassin de la femme avant la puberté.

La seconde traite du prétendu bassin uniformément rétréci. Disons ici que nous avons éliminé de notre exposé le bassin rachitique régulièrement et généralement rétréci.

C'est un devoir pour nous, après avoir placé notre travail sous le patronage de M. le Professeur Bouchacourt, de lui adresser l'expression de notre gratitude pour les excellents conseils qu'il n'a cessé de nous prodiguer.

Nous remercions aussi M. Marduel, agrégé, de la bienveillance qu'il nous a témoignée durant le cours de nos études médicales, et de l'appui que nous avons trouvé auprès de lui pour notre thèse. Que M. Poullet, chef de Clinique, reçoive également tous nos remerciements.

PREMIÈRE PARTIE

§ I Définition

Le bassin décrit par les auteurs, sous les noms si différents de : *bassin généralement et régulièrement rétréci*, *(pelvis simpliciter seu æquabiliter justo minor)*, *bassin simplement et régulièrement étroit*, *bassin vicié par étroitesse absolue* (Velpeau), *bassin vicié avec perfection des formes* (P. Dubois), *bassin simplement étroit sans courbure ni déformation des os* (Fr.-Ch. Nægele), présenterait d'après eux, sous le rapport des dimensions respectives de ses diamètres, les caractères d'un bassin de femme régulièrement conformé, mais dont tous les diamètres auraient subi une diminution proportionnelle.

Il différerait, en un mot, des autres vices de conformation, par un rétrécissement général et uniforme de sa cavité interne, sans courbure, ni déformation rachitique des os qui le constituent.

Depuis les travaux de Fr. Ch. Nægele, cette malformation est devenue classique, et à ce titre a trouvé place dans tous les traités d'accouchements. Son histoire repose cependant, comme j'essaierai de le démontrer, sur des faits mal observés.

Non pas que je veuille nier le rétrécissement général, mais plutôt faire voir qu'en admettant une uniformité rigoureuse dans la réduction des diamètres de cette sorte de bassins, (et qui dit uniforme dit proportionnel), les classiques se sont trompés et ont pris leur désir pour une réalité. Ces bassins, en effet, sont-ils proportionnellement rétrécis, c'est-à-dire la réduction d'un diamètre étant connue, peut-on trouver les autres par une simple proportion arithmétique? Je ne le crois pas : la suite de ce travail emportera, je veux l'espérer, la conviction du lecteur.

§ II **Historique**

Jœrdens signale ce vice de conformation dans le passage suivant : « Non est quod probem pelvim « per brevitatem omnium suorum diametrorum « valde vitiosam cavam esse, quod omnia pericula « quibus exponi parturiens potest in se quasi oc- « clusa continet » (1). Mais avant lui H. van Deventer

(1) *Dissertatio de vitiis pelvis muliebris ratione partus.* Erlangae, 1787.

avait décrit le *pelvis nimis parva.* qu'il distinguait du *pelvis plana.*

Dionis et Smellie le rapportent aux femmes de petite taille. Puzos sait qu'on peut le rencontrer chez des femmes grandes et bien bâties. Denmann, Rœderer, Deleurye le citent sans commentaires. Luchini de Spiessenhoff avait également remarqué qu'on l'observe chez des femmes de taille élancée. Baudelocque (1) dit : « L'étroitesse absolue du bassin « se rencontre rarement dans toutes les parties « du bassin à la fois; le plus souvent elle n'affecte « qu'un détroit. » Mme Lachapelle, Carus, Froriep, Osiander, gardent à ce sujet un silence absolu. Pour Burns, le bassin « peut avoir de petites di- « mensions à cause de l'arrêt prématuré des divers « os qui, du reste, sont bien conformés et réguliers « dans leurs proportions et leurs distances rela- « tives. » Cette opinion est inexacte, nous le verrons ; l'erreur de cet auteur est encore plus grande quand il ajoute « cela peut occasionner un travail « douloureux, mais rarement difficile au point de « requérir l'usage des instruments. »

Stein neveu, le premier, en fit l'objet d'un chapitre spécial (2) : « Le bassin peut, dit-il, sans être plat ou « resserré, avoir sa forme ordinaire, mais lorsqu'on « mesure en dedans ses différentes dimensions, on « les trouve plus petites qu'elles ne devraient « l'être. » Mme Boivin ne l'admet pas. Dugès (3) ac-

(1) BAUDELOCQUE Traité d'accouchements, t. 1, p. 50.

(2) STEIN. *L'art d'accoucher*, traduit par Briot, Paris 1804.

(3) DUGÈS. Dictionnaire de médecine pratique.

cepte le bassin trop petit comme possible, puisque l'on observe le bassin trop grand, mais il ne croit pas la petitesse assez considérable pour porter obstacle à l'accouchement. Velpeau (1) dit : « L'observation « a surabondamment démontré que, chez un assez « grand nombre de femmes, le bassin conserve après « la puberté la plupart des caractères qu'il avait « dans l'enfance ; qu'il se rapproche plus ou moins de « celui de l'homme, partant, que sa capacité absolue « reste au-dessous de ce qu'elle doit être à l'état « normal. D'ailleurs, puisqu'on admet bien un excès « d'amplitude, je ne vois pas pourquoi on répugne- « rait à dire qu'il peut être trop petit dans toutes les « dimensions simultanément ; toutefois ce rétrécis- « sement général et régulier est assez rare. » La première partie de la proposition est absolument erronée, la seconde est un argument bien faible en faveur de l'existence du bassin généralement trop petit ; cependant le langage que tient Velpeau est bien différent de l'opinion qu'il soutenait dans la première édition de son ouvrage.

Moreau dit que les exemples de bassins trop petits ne sont pas rares ; cette allégation un peu vague semble montrer qu'il n'en a pas observé. Désormeaux s'en occupe peu et se contente d'énumérer ses inconvénients.

Stein avait limité le rétrécissement à 14 millimètres, Fr. Ch. Nægele redresse cette erreur. Déjà

(1) Velpeau. Traité élémentaire de l'art des accouchements. 1829, p. 33.

en 1830, de Haber (1), son élève, avait publié deux observations dont Nægele reprend l'histoire dans sa monographie (2) en y ajoutant deux cas nouveaux. En 1832, Faurichon-Lavalade fait connaître un bassin de la même variété. Nichet, de Lyon, décrit en 1841 trois bassins régulièrement trop étroits recueillis par lui à la Maternité de cette ville; et l'année suivante, V. Gensoul publie dans sa thèse inaugurale deux nouvelles observations. H. Lubac, interne de la Maternité de Lyon, donne en 1870 la description de deux bassins trouvés par lui au Musée d'anatomie pathologique, et insère dans sa thèse trois observations personnelles provenant de la Charité.

A l'étranger Michaëlis étudie les particularités de l'accouchement propres à ce genre de bassins, Litzmann montra que, tout en présentant le type féminin normal, ces bassins avaient des points de rapport avec le bassin infantile. Citons enfin, pour clore cette liste déjà longue, un mémoire de Lœhlein, un autre de W. Lusk, de New-York, et une étude de Müller, de Berne.

§ III.

Avant d'aborder l'étude du bassin généralement trop étroit, nous croyons nécessaire d'entrer dans

(1) Diss. exh. casum rariss. partus qui propter exostasin in pelvi absolvi non potuit. Trad. dans *Journal complémentaire des sciences médicales*, t. 40, 1831.

(2) Des principaux vices de conformation du bassin, et spécialement du rétrécissement oblique. Trad. par Danyau, Paris 1840.

quelques considérations sur le bassin au point de vue obstétrical, et sur le mécanisme de son développement. Nous examinerons si le bassin de la femme, tel que nous le comprenons, répond à l'idée qu'on s'en fait généralement. Puis, en exposant les phases successives de son développement, nous discuterons l'opinion de ceux qui expliquent le bassin généralement rétréci par un arrêt prématuré des os qui le composent.

« Le bassin classique absolument régulier, dit « E. Hubert (de Louvain) (1), est aussi rare chez la « femme que la perfection des traits du visage, en- « trevue par l'art grec, et peut-être plus de variétés « encore peuvent-elles se rencontrer dans la confi- « guration du pelvis que dans celle de la face. »

Jusqu'au commencement de notre siècle, par suite du manque d'études anatomiques, le bassin fut peu connu. L'art obstétrical s'en ressentit; c'est ainsi qu'à une époque peu éloignée de nous, on ne croyait l'accouchement possible que par le relâchement et l'écartement des articulations pelviennes. Non-seulement la symphyse, mais les iléons devaient s'écarter, pour laisser l'espace nécessaire au fœtus ; aussi pour les accoucheurs tout bassin, comme le fait remarquer Schrœder, était par lui-même trop étroit. Stein neveu en donne le premier une bonne description, et depuis les travaux de Luschka, Nægele, Litzmann, Michaëlis, Schrœder, l'on connaît bien ses diverses variétés de forme et les dimensions de ses diamètres.

(1) E. Hubert, (de Louvain). *Cours d'accouchements*, 1878, p. 70.

Que de variétés, en effet, dans la forme des détroits, et les rapports des os entre eux ! Leur énumération nous entraînerait trop loin. Nous voulons seulement rapprocher l'opinion typique d'Hubert du passage suivant de Fr. Ch. Nægele (1) : « Dans tout le squelette, dit-il, il n'y a pas d'os qui « offre des viciations plus fréquentes et plus pro- « noncées que le sacrum ; on peut en dire autant du « bassin en général. Sur 50 bassins que j'ai eu oc- « casion de recueillir sur le cadavre de femmes qui « paraissaient bien conformées, et dont aucune n'a- « vait eu d'accouchement difficile, je n'en ai pas « trouvé un qui m'eût paru propre à la description « du bassin régulier. »

De même le professeur Otto, de Breslau, sur 45 bassins de femmes rassemblés en faisant recueillir celui de toutes les femmes mortes dans une année, n'en trouva pas un seul beau et régulièrement conformé ; il ajoute que dans ce nombre 25 méritaient d'être conservés au musée d'anatomie pathologique. Les mensurations pratiquées par Danyau sur 80 femmes à l'hôpital de Lourcine, confirment cette manière de voir. Devilliers est arrivé au même résultat.

M. Depaul (2) enfin est de cet avis « le type « du bassin normal, écrit-il, paraît être si rare, que « s'il fallait ranger parmi les bassins viciés tous « ceux qui n'en présentent pas une image fidèle, on

(1) Op. cit., p. 77.

(2) *Dict. encyclop. des sciences méd.*, art. bassin vicié, t. VIII, p. 465.

« aurait grand'peine d'en trouver de loin en loin un « exemplaire irréprochable. »

Voilà, ce me semble, un fait que l'on ne saurait trop vulgariser : le type du bassin normal est encore à trouver. Le bassin décrit par les anatomistes comme normal, et accepté comme tel par les accoucheurs, est un type factice, créé pour le besoin des démonstrations obstétricales. Combien de centaines de sujets faudrait-il sacrifier, pour trouver une pièce présentant, avec une réelle perfection des formes, une parfaite symétrie de tous les diamètres. Les préparateurs de pièces sèches ne l'ignorent pas : demandez-leur un bassin normal, ils vous répondront qu'il n'y en a pas. Il a fallu que les auteurs réunissent jusqu'à un millier de bassins, pour établir, en les mesurant, des dimensions moyennes ; et encore que de différences dans des pays relativement voisins ! Litzmann prenant à Kiel des mensurations, trouva que les diamètres transverses et obliques l'emportaient sur les diamètres droits beaucoup plus que cela n'a lieu dans l'Allemagne du centre et l'Allemagne du Sud.

On peut conclure de ce qui précède, qu'en admettant la rareté, pour ne pas dire plus, du bassin normal type, il est difficile de croire, a priori, que la régularité, la symétrie, qui font défaut à l'état normal, puissent se rencontrer dans un vice de conformation.

§ IV. — **Du bassin de la femme en général**

Le bassin, envisagé dans son ensemble, offre l'aspect d'une cavité conoïde, aplatie d'arrière en avant, et très évasée dans sa moitié supérieure. La moitié inférieure, au contraire, présente une étroitesse plus marquée, ainsi qu'une forme cylindrique : c'est le vrai bassin obstétrical. Le détroit supérieur est incliné en avant, le détroit inférieur en arrière et en bas.

D'une façon générale, le bassin de la femme se distingue de celui de l'homme par une compacité moindre, par des insertions musculaires moins fortes, son peu d'élévation, sa largeur, et une prédominance plus marquée des dimensions transversales.

Le rejet en arrière du sacrum et du coccyx, latéralement des ischions, agrandit chez la femme le petit bassin ; les organes génitaux internes peuvent alors s'y loger et croître à leur aise. Leur croissance même contribue à étendre le pelvis dans le sens de la largeur ; c'est ainsi que le bulbe du vagin en côtoyant les branches de l'arcade pubienne les repousse et les force à s'incliner en dehors.

Les différences entre les bassins des deux sexes existeraient, d'après Fehling (1), dès le 4e mois de la vie intra-utérine et seraient complètes à la nais-

(1) *Archiv. für Gynœkologie;* B. X. H. 1.

sance. Vers le milieu de la grossesse, la moitié supérieure du bassin revêt déjà la forme qui lui est propre; l'excavation pelvienne, au contraire, allongée d'avant en arrière, offre l'aspect d'une ellipse dont le diamètre sacro-pubien est le plus grand axe.

A la naissance, le sacrum, au lieu de rester vertical, s'incline par sa base en avant. Le détroit abdominal a la forme d'un ovale dont la grosse extrémité serait en arrière : cette disposition est remarquable dans le bassin d'une petite fille de 1 mois que nous avons examiné.

Voulant nous rendre compte par nous-même, des caractères du bassin infantile, puisque certains auteurs n'ont pas hésité à attribuer ces caractères au bassin généralement rétréci, nous avons mesuré quatre bassins ayant appartenu à de petites filles de 1 mois, 1 an et 7 mois, 3 ans et 12 ans ; ce sont eux dont nous donnons la mensuration.

D'une manière générale, la largeur des ailes du sacrum, si on la compare à celles des vertèbres, est plus petite. Le sacrum est moins incliné en avant, et moins profondément enfoncé qu'il ne l'est à l'âge adulte ; sa face antérieure est plus concave dans le sens transversal. L'arcade pubienne forme un angle aigu.

1er Bassin. — Petite fille de 1 mois.

Collection de la Clinique.

DÉTROIT SUPÉRIEUR

Diamètre sacro-pubien .... $0^{m}037$
» transverse .... $0^{m}034$
Diamètres obliques .... $0^{m}034$

EXCAVATION

Diamètre sacro-pubien .... $0^{m}032$
» transverse .... $0^{m}028$

DÉTROIT INFÉRIEUR

Diamètre coccy-pubien .... $0^{m}019$
» bi-ischiatique .... $0^{m}021$
Diamètre conjugué externe .... $0^{m}064$
Distance entre les épines antéro-supérieures $0^{m}076$
Distance entre les crêtes iliaques .... $0^{m}076$
Distance entre les épines antérieures et inférieures .... $0^{m}059$

On remarquera dans ce bassin la prédominance du diamètre droit qui l'emporte de $0^{m}003$ sur le transverse. Le diamètre transverse et les diamètres obliques ont la même longueur ; la distance qui sépare les épines iliaques antéro-supérieures est aussi grande que celle qui sépare les crêtes.

2e Bassin. — Petite fille de 1 an 7 mois.

Collection de la Clinique.

DÉTROIT SUPÉRIEUR

Diamètre sacro-pubien	0m046
» transverse	0m044
Diamètres obliques	0m044

EXCAVATION

Diamètre sacro-pubien	0m042
» transverse	0m035

DÉTROIT INFÉRIEUR.

Diamètre coccy-pubien	0m030
» bi-ischiatique	0m031
» bi-sciatique	0m016
Diamètre conjugué externe	0m085
Distance entre les épines iliaques antérieures et supérieures	0m097
Distance entre les crêtes iliaques (lèvre externe)	0m100
Distance entre les épines antéro-inférieures.	0m069

Le diamètre antéro-postérieur est, dans ce bassin, plus grand de 2 millimètres au détroit abdominal ; la distance bis-iliaque est égale aux diamètres obliques ; le détroit supérieur a bien la forme d'un ovale dont la grosse extrémité est en arrière. Dans l'excavation, le diamètre sacro-pubien mesure 7 millimètres de plus que le transverse. La distance qui sépare les épines iliaques antéro-supérieures a 3 millimètres de moins que la même distance entre les crêtes iliaques.

3e *Bassin.* — *Petite fille de 3 ans.*

Collection de la Clinique.

DÉTROIT SUPÉRIEUR

Diamètre sacro-pubien	0m061
» transverse	0m058
Diamètres obliques	0m059

EXCAVATION

Diamètre sacro-pubien	0m059
» transverse	0m047

DÉTROIT INFÉRIEUR

Diamètre coccy-pubien	0m038
» bi-ischiatique	0m049
Diamètre conjugué externe	0m102
Distance entre les épines iliaques antérieures et supérieures	0m118
Distance entre les crêtes iliaques	0m113
Distance entre les épines antéro-inférieures	0m095

Nous voyons que le diamètre droit l'emporte de 3 millimètres sur le transverse; dans l'excavation, la différence en faveur du diamètre sacro-pubien est plus accusée encore, elle est de 0m012. La distance qui sépare les épines iliaques antérieures et supérieures est plus grande de 5 millimètres, que la distance entre les crêtes. Ce fait est insolite chez l'adulte, et ne se rencontre que dans les bassins rachitiques, dans lesquels les épines iliaques sont constamment déjetées en dehors.

4e Bassin. — Petite fille de 12 ans.

Collection de la Clinique.

DÉTROIT SUPÉRIEUR.

Diamètre sacro-pubien	0m098
» transverse	0m087
Diamètres obliques	0m093

EXCAVATION.

Diamètre sacro-pubien	0m099
» transverse	0m069

DÉTROIT INFÉRIEUR.

Diamètre coccy-pubien	0m067
» transverse	0m069
Distance entre les épines iliaques antérieures et supérieures	0m195
Distance entre les crêtes	0m200
» entre les épines antérieures et inférieures	0m155

La différence entre les diamètres droits et transverses est plus accusée que dans les bassins précédents; elle est de 11 millimètres en faveur de l'antéro-postérieur. Le bassin est allongé d'une manière sensible d'avant en arrière, d'où la dimension remarquable des diamètres obliques.

De la comparaison de ces quatre bassins, il résulte que l'extension transversale manque dans le bassin infantile : il faut en excepter le diamètre bi-ischiatique qui s'est montré constamment plus grand que le diamètre droit du détroit périnéal. Le diamètre antéro-postérieur a toujours eu 0m003, 0m002, 0m003, 0m011 de plus que le transverse, contrairement à l'opinion de Schrœder (1) ; pour cet auteur le conjugué vrai est presque aussi grand que le transverse, exceptionnellement plus grand. La distance qui sépare les épines iliaques antérieures et supérieures a été égale dans le premier bassin à celle qui sépare les crêtes ; supérieure de 0m005 dans le troisième ; dans le second bassin, on note une différence de 0m003 en faveur des crêtes ; dans le quatrième enfin, la différence n'est que de 0m005.

§ V. — Des Modifications que subit le bassin de la Femme.

La transformation du bassin infantile en bassin adulte, bien étudiée par Hubert (de Louvain), Litzmann, Matthews Duncan, Michaëlis, C. Schrœder, doit actuellement nous arrêter. Il s'agit d'expliquer le changement de forme, qui rend au diamètre trans-

(1) C. SCHRŒDER. *Manuel d'accouchement*, trad. par Charpentier, 1875, p. 11.

verse du détroit supérieur sa prédominance sur le diamètre droit.

Les modifications qu'éprouve le bassin proviennent de ce que toutes ses parties constitutives ne s'accroissent pas dans les mêmes proportions ; elles sont inhérentes à l'évolution des os qui le constituent, et résultent de causes organiques et physiques.

Les causes organiques tiennent sous leur dépendance, l'épaisseur, l'étendue, le degré de fermeté et même la forme du pelvis ; elles trouvent leur origine dans le travail de nutrition.

Les causes physiques tendent surtout à modifier la configuration que le pelvis prendrait, si elles n'intervenaient pas ; elles consistent en tractions, pressions variables selon leur intensité ; leur durée, selon l'état des os et les résistances qu'elles rencontrent. De toutes les causes modificatrices, la plus importante est la pression du poids du tronc.

On admettait autrefois avec P. Dubois, Gavarret, que le sacrum s'enfonçait entre les os iliaques à la façon d'un coin. Cette opinion, vivement combattue par Hubert et Valérius (de Louvain), est détruite par ce fait que la face antérieure de cet os est plus large que la postérieure.

Le sacrum présente une face antérieure presque rectiligne de l'un de ses bords à l'autre, et comme il est fortement fixé entre les os des îles par les ligaments sacro-iliaques, il en résulte que son évolution horizontale s'opère sur une ligne droite, au profit des diamètres transverses.

La pression du poids du corps tend sans cesse à

enfoncer le sacrum dans le bassin ; mais le centre de gravité du tronc tombant en avant du point d'appui du sacrum, cet os subit autour de son axe un mouvement de rotation qui fait que le promontoire s'abaisse dans le bassin, tandis que la pointe tendrait à regarder directement en arrière.

Le sacrum ne peut se dévier en arrière, car les ligaments sacro-spinaux s'y opposent ; il s'ensuit que cet os subit par leur influence une courbure marquée de haut en bas.

Les ligaments sacro-iliaques postérieurs tirent sur les épines iliaques postéro-supérieures, et tendent ainsi à faire ouvrir le bassin en avant au niveau de la symphyse et de la cavité cotyloïde. Mais ici les parois osseuses sont fortement réunies, et à cette traction directe s'oppose la contre-pression latérale des fémurs.

Ainsi les os iliaques s'arcboutent l'un contre l'autre en avant, contre le sacrum en arrière, et comme ils offrent déjà une certaine courbure, ils ne peuvent s'accroître horizontalement sans allonger à la fois les diamètres antéro-postérieurs et transverses du bassin.

En résumé, les diamètres transverses du bassin participent à l'évolution horizontale des trois principales pièces du bassin, tandis que les diamètres antéro-postérieurs ne profitent que de celle des os coxaux ; d'où la conclusion que, avec une force de développement plus considérable, telle qu'elle est chez la femme, les premiers finissent par dépasser les seconds (1).

A mesure que le sacrum croît en arrière et que le pubis s'allonge en avant, le détroit supérieur et l'excavation se rapprochent de leur forme définitive. La vessie, l'utérus, les ovaires descendent peu à peu dans le petit bassin ; celui-ci s'accroît tant que les trois pièces coxales et les épiphyses marginales du sacrum ne sont pas soudées. Les parois antérieures et latérales acquièrent les premières leur développement complet vers l'âge de 16 ans ; la paroi postérieure ne voit la soudure de ses épiphyses marginales qu'à 19 ou 20 ans.

La présence ou l'absence des organes génitaux internes exerce-t-elle une influence sur le développement de la capacité interne du bassin ? cela paraît incontestable. Robert avait remarqué que les femmes châtrées, dans l'Inde, présentent une étroitesse extraordinaire de l'arcade pubienne. Otto, de Breslau, a vu le bassin absolument trop petit, chez deux femmes dont les organes génitaux étaient restés à l'état puéril.

(1) Hubert (de Louvain). — *Mécanisme du développement du bassin et de la production de ses principales anomalies.* Bruxelles 1856.

DEUXIÈME PARTIE

§ I. — Du prétendu bassin uniformément rétréci

On ne peut refuser à Stein neveu, dit Nægele, le mérite de s'être efforcé d'appeler l'attention sur le rétrécissement général du bassin Mais cet auteur eut tort de limiter le rétrécissement possible à un demi-pouce (0^m014). En effet Nægele donne comme exemples de bassins simplements trop étroits, quatre pièces de sa collection, qui ont toutes des dimensions inférieures d'un pouce (0^m027) aux dimensions normales. Pour lui, ces quatre bassins en sont la preuve, il existe des bassins dans lesquels en dehors du rachitisme, on trouve une diminution proportionnelle de tous les diamètres ; l'expression de *bassin uniformement rétréci* qu'il emploie également comporte dans son idée une réduction proportionnelle de toutes les dimensions.

Il est vraiment fâcheux, que dans sa monographie

Nægele n'ait pas rapporté les mensurations des trois premiers bassins, et se soit borné à déclarer qu'ils avaient des dimensions inférieures d'un pouce aux dimensions normales. Il n'est pas possible de discuter sur une donnée aussi vague. Quant au quatrième bassin, il donne les dimensions suivantes :

DÉTROIT SUPÉRIEUR

Diamètre sacro-pubien........	3 pouces	= 0^m081
» transverse...........	3p. 7 l.	= 0^m097

EXCAVATION.

Diamètre sacro-pubien......	3 p. 3 l. 1/2	= 0^m089
» transverse........	3 pouces	= 0^m081

DÉTROIT INFÉRIEUR.

Diamètre transverse...........	3 pouces	= 0^m081

Or, si nous faisons la conversion de ces mensurations dans notre système décimal, nous trouvons que le diamètre antéro-postérieur est diminué de 0^m029, et le diamètre transverse de 0^m038 pour le détroit abdominal ; que le diamètre droit de l'excavation est réduit de 0^m024 et le diamètre transverse de 0^m031 ; enfin que le diamètre bi-ischiatique du détroit inférieur a subi une réduction de 0^m029, ce qui est loin d'être la réduction uniforme de 0^m027 attribuée par les auteurs à ce quatrième bassin. Tous sont tombés dans cette erreur, Lenoir, Cazeaux et Tarnier. H. Lubac, quand il était si facile de vérifier l'inexactitude de cette assertion.

Lenoir (1) qui a fait un résumé de la question bon pour l'époque où il a paru, dit que parmi les observations de Faurichon, Nichet, Gensoul, une seule comporte une réduction de 0m027 de tous les diamètres. En compulsant les 5 observations en question (nous laissons de côté la sixième dans laquelle le diagnostic a été porté au moyen de mensurations externes), nous ne voyons aucun bassin qui soit réduit d'une manière aussi générale.

Lubac (2) reconnaît qu'une similitude parfaite dans la réduction n'existe pas ; aussi il est étonné de voir les auteurs classer parmi les bassins régulièrement rétrécis, des bassins dont les divers diamètres sont inégalement réduits. « Dans les observations antérieures, dit-il, les diamètres sont inégalement réduits excepté dans les quatre observations de Nægele. » On ne peut porter de jugement sur les trois premières, puisque les mensurations manquent ; quant à la quatrième nous en avons dit assez pour faire voir que Lubac est dans une erreur absolue.

Pourquoi les classiques se sont-il trompés ? C'est qu'ils ont cru, sur la foi de Nægele, que la réduction des diamètres était proportionnelle, parce qu'elle était uniformément répartie sur les différents diamètres. Admettons en effet une réduction uniforme de 0m027 portant sur tous les diamètres, si l'on veut accepter comme vraie l'opinion de Nægele, il faudrait

(1) *Atlas complémentaire de tous les traités d'accouchements*, Paris, 1859-1865.

(2) H. Lubac. *Thèse de Paris*, 1870, p. 6.

que tous les diamètres du bassin eussent la même dimension. Car une réduction de 0m027 portant sur le diamètre sacro-pubien du détroit supérieur (0m110 à l'état normal) est évidemment plus considérable que la même diminution de 0m027 subie par le diamètre transverse du même détroit (à l'état normal 0m135) ; il en est de même pour les diamètres obliques. Le même raisonnement est applicable au détroit inférieur

Lubac constate bien la diminution inégale des diamètres, il n'en persiste pas moins à classer les trois bassins dont il rapporte les observations, dans la catégorie des bassins régulièrement trop étroits. Il combat, en ces termes, l'opinion de Faurichon (Obs. XIX), qui déclare, lui, son bassin régulier. « Le diamètre sacro-pubien, dit Lubac, est diminué au détroit supérieur de 0m055, tandis que le transverse du même détroit, l'est de 0m014, il doit en résulter un aplatissement dans le sens du diamètre antéro-postérieur, tout comme dans le bassin rachitique, cependant ce bassin n'offre pas les caractères de cette affection. » Plusieurs remarques peuvent être faites à ce propos ; en premier lieu, il y a erreur sur le chiffre 0m055, le diamètre sacro-pubien du bassin de Faurichon mesure 0m074, ce qui donne une différence de 0m036 ; 2° l'auteur a raison de dire que le bassin est aplati, quoique non rachitique, et il semble étonné de cette contradiction apparente ; c'est qu'il ne connaissait pas le bassin simplement aplati non rachitique ; que Bestchler a fait connaître, et que Litzmann a si bien décrit.

Nous dirons, à ce sujet, qu'en discutant, à bon droit, l'existence du bassin uniformément rétréci en tant que variété distincte, nous sommes d'avis de faire rentrer cette catégorie dans celle des bassins simplement aplatis, non rachitiques. Cette idée sera mieux développée quand viendra la critique des observations parues à ce jour. Nous tenons seulement à dire à cette place, que nous avons puisé cette conviction dans l'enseignement de M. le professeur Bouchacourt, et que cette manière de voir a eu l'approbation de M. le professeur Stoltz.

Avait-on fait, avant nous, des réserves sur l'existence du bassin régulièrement rétréci? Velpeau, dans la première édition de son traité, ne s'était pas rallié aux idées de Nægele. Mme Boivin (1) niait ce vice de conformation : « ainsi, quoique régulier dans sa forme, dit-elle, dans ses ouvertures, ses contours, le bassin, disent quelques auteurs, peut être trop étroit pour donner issue à un fœtus de volume ordinaire; ce qui conduirait à supposer un défaut d'accroissement, de développement uniforme et simultané dans le bassin. Mais il nous paraît difficile et même impossible de concilier l'idée d'une petitesse absolue avec la régularité de la conformation, dans une femme d'ailleurs bien conformée. »

Dans son article du Dictionnaire Encyclopédique Depaul formule des réserves qui nous ont vivement encouragé. « Il convient d'ajouter, écrit-il, qu'une « régularité parfaite dans les formes n'est pas ordi-

(1) *Mémorial de l'art des accouchements*, 4e éd., p. 335.

« naire. Des six observations publiées par Faurichon, « Nichet et V. Gensoul, cinq en sont des preuves « convaincantes, puisque, bien qu'il ne s'agisse pas « de bassins rachitiques, trois d'entre eux ont un dia- « mètre oblique diminué de 0^m,014, alors que tous les « autres le sont de 0^m 022, 0^m 026 et 0^m 033, une diffé- « rence analogue s'observe dans la réduction des di- « mensions des deux autres bassins. Il ne convient « donc pas de prendre dans un sens trop rigoureux « les expressions *uniformément rétréci, régulière-* « *ment trop étroit,* employées par les auteurs pour « caractériser ce genre de viciation. » Depaul ajoute qu'il possède plusieurs bassins qui démontrent ce fait. Dans l'un les diamètres sont partout réduits, et le bassin conserve une grande régularité, mais tandis que la réduction au détroit supérieur n'est que de 0^m 015 dans le sens transversal, elle atteint 0^m 04 dans le sens antéro-postérieur, de telle sorte que le bassin dans son ensemble est manifestement aplati.

Pinard (1) dans son excellent travail inaugural, constate que parmi tous les bassins qu'il a étudiés, il n'en a pas trouvé un seul qui présentât une réelle perfection des formes, avec un rétrécissement de 1 ou 2 centimètres des principaux diamètres. « Nous « aurions pu, dit-il, ranger un certain nombre de « bassins sous la dénomination de bassins régulière- « ment trop petits. » Plus loin il ajoute : « Nous

(1) *Nouvelles recherches de pelvimétrie et de pelvigraphie sur la forme et le diamètre antéro-postérieur de 100 bassins viciés.* Thèse de Paris, 1874.

« n'avons rien de particulier à noter, si ce n'est « qu'en mesurant un des diamètres, on connaîtra les « autres, puisque les proportions sont gardées. » On ne peut caractériser en termes plus précis le rétrécissement proportionnel, il est regrettable que cette assertion soit inexacte, et que l'auteur soit en contradiction avec lui-même.

§ II

Il existe pour Nægele, et les classiques ont adopté cette division, trois variétés de bassins généralement rétrécis :

A. Les bassins à ossification incomplète ou bassins de naines.

B. Les bassins dont l'ossification est normale; ils se rencontrent chez des femmes de taille moyenne ou de taille élevée.

C. Les bassins qui joignent à une ossification incomplète un arrêt du système génital interne.

Nous examinerons en détail ces trois variétés.

A. **Bassins de naines**

Les bassins de cette catégorie sont très rares; ils offrent le type féminin régulier, mais la dimension des os, leur poids, les ligaments qui les unissent, présentent le caractère infantile. Ils se rencontrent chez des femmes très petites, mais à structure symétrique, sans aucune trace de rachitisme, ni d'ostéomalacie.

Lœhlein a réuni sept cas de nanisme symétrique ; ce sont d'après lui les bassins les plus étroits. Le diamètre droit était inférieur à 0^m 08 dans une observation ; il oscillait dans les autres entre 0^m 08 et 0^m 095. La forme extérieure était conservée, cependant l'aire du détroit inférieur n'avait pas subi une diminution proportionnelle à celle constatée au détroit supérieur. Dans les cas dont l'auteur rapporte l'histoire (1) les os sont grêles ; ils sont réunis, excepté pour un bassin, par des tissus cartilagineux et fibreux interarticulaires. Le bassin est petit parce que la femme est petite.

Il y a confusion, ce nous semble, dans les livres, quand il s'agit d'expliquer ce qu'on entend par caractères infantiles. Veut-on parler de l'aspect général du bassin, qui serait un bassin de femme en miniature, de la dimension des os, de leur consistance, de leurs moyens d'union ; ou bien veut-on indiquer que le rapport des diamètres entre eux, et la forme de l'arcade pubienne, sont tels qu'on les observe dans l'enfance ? Cette dernière opinion qui ferait dépendre ce vice de conformation d'un arrêt de développement est inadmissible.

(1) *Zur Lehre von Durchweg zu engen Becken Zeits, für Gebursth und Frauenkrank Bild. 1*, nº 5, 1877.

OBSERVATION I (Bassin donné par Valette).

Bassin appartenant au Musée de la Faculté. Aucun renseignement autre que celui du catalogue. Il est étiqueté de la manière suivante : *bassin d'une étroitesse absolue ayant conservé les caractères de l'enfance et ayant nécessité l'opération césarienne.*

Les quatre dernières vertèbres lombaires sont conservées, ainsi que toute la portion inférieure du squelette. Les os sont solides et n'offrent pas de trace de rachitisme ; le mauvais état de la préparation ne permet pas d'apprécier ce que sont les soudures. Le bassin est en antéversion, le détroit supérieur, au lieu de former avec l'horizon un angle de 45 à 60 degrés, est vertical. Le sacrum, déjeté en haut et en arrière, est exactement perpendiculaire à la direction du détroit supérieur ; le promontoire très saillant est rapproché du pubis. Les fosses iliaques sont légèrement transparentes, les épines iliaques antérieures et supérieures sont presque sur la même ligne que les crêtes. Voici ses dimensions :

DÉTROIT SUPÉRIEUR.

Diamètre sacro-pubien	0m052
» transverse	0m110
Diamètres obliques	0m081

EXCAVATION.

Diamètre antéro-postérieur	0m055
» transverse	0m115

DÉTROIT INFÉRIEUR.

Diamètre coccy-pubien	0m070
transverse	0m089

Distance entre les épines antéro-supérieures	0m190
Distance entre les crêtes (lèvre externe)	0m195
Distance entre les épines antéro-inférieures	0m019
Diamètre conjugué externe	0m120

L'étroitesse du bassin est-elle le résultat d'un arrêt de développement, comme le soutenaient Burns et Velpeau, non-seulement pour les bassins de naines, mais encore pour les bassins provenant de femmes d'une taille au-dessus de la moyenne? Pour que cette opinion fût vraie, il faudrait que dans ces bassins le rapport des diamètres entre eux, et la disposition de l'arcade pubienne fussent précisément tels qu'on les observe chez l'enfant. Chez ce dernier, comme nous l'avons vu, si l'on compare l'entrée du canal pelvien à une ellipse, nous trouvons son grand axe dirigé dans le sens antéro-postérieur, tandis qu'il est transversal chez la femme adulte. Le bassin dont nous rapportons les mesures a bien un grand axe transversal, quoique fortement diminué ; de plus l'arcade pubienne est arrondie au lieu d'offrir un angle aigu. Faisons remarquer, en second lieu, que la réduction du diamètre droit est portée pour le détroit supérieur jusqu'à 0m058, tandis que le diamètre transverse n'est diminué que de 0m025, celui-ci étant le plus grand diamètre du détroit; il y a donc là un aplatissement antéro-postérieur manifeste.

La quatrième observation de Nægele, dont le sujet avait 3 pieds 6 pouces de hauteur, rentre dans cette catégorie.

OBSERVATION II (Nœgele).

Naine de 31 ans, 3 pieds 6 pouces de hauteur, bien conformée Père d'une taille au-dessus de la moyenne, mère morte depuis 25 ans, de petite stature, frère de 29 ans, de taille moyenne.

Bonne santé habituelle; tête et membres en proportion avec sa taille et semblables à ceux d'un enfant de 7 ans. Pas de gonflement des articulations, mamelles développées; peu de poils au pubis. Menstruation à 18 ans; réglée depuis régulièrement et chaque fois écoulement peu abondant, d'une durée de 6 à 8 jours. Cohabitation avec un homme vigoureux; bonne santé pendant la grossesse. Dans la 35e semaine accouchement prématuré artificiel terminé par le forceps non sans de grandes difficultés. Enfant de sexe masculin pesant 5 livres 6 onces (2,500 gr.) Morte au 10e jour d'indigestion. Le bassin, sous le rapport de la capacité, du volume et de la force des os, ressemble à un bassin de femme dont toutes les proportions auraient été réduites.

Du promontoire à la pointe du coccyx........... 0m088
De la tubérosité sciatique à la crête iliaque......... 0m146
Hauteur de la symphyse pubienne................ 0m024

DÉTROIT SUPÉRIEUR.

Diamètre sacro-pubien......................... 0m081
» transverse.......................... 0m097

EXCAVATION.

Diamètre antéro-postérieur..................... 0m089
» transverse.......................... 0m081

DÉTROIT INFÉRIEUR.

Diamètre transverse........................... 0m081

L'arcade du pubis, la courbure du sacrum, la direction de la branche ascendante de l'ischion, la courbure de la ligne iléo-pectinée, ont tous les caractères qui appartienent au bassin de la femme. Les vertèbres sacrées, ainsi que le corps des os iliaques, pubis et ischion ne sont pas soudés, mais réunis par des cartilages. La branche descendante du pubis est bien soudée avec la branche ascendante de l'ischion, mais cette soudure est encore très visible. Le sternum est composé de quatre pièces.

Ni les vertèbres, ni les os du bassin, ni aucune partie du squelette ne présentent cette structure délicate, cette faible épaisseur, en un mot cette gracilité qui appartiennent aux rachitiques. Ce bassin semble avoir subi, ainsi que le reste du corps, un arrêt de développement; c'est ce que démontrent la force, l'épaisseur, le volume, la structure et en particulier le mode d'articulation de quelques os qui présentent le caractère de l'enfance; tandis que le rapport qui existe entre les différents diamètres, la disposition de l'arcade pubienne, tout en un mot caractérise un bassin de femme dans l'âge adulte.

Ce bassin est assez régulièrement rétréci; de tous ceux dont les auteurs ont rapporté l'histoire, c'est le seul qui offre une diminution presque proportionnelle de ses différents diamètres. En effet la proportion 110: 81: : 135: x donne 0m 099 pour la dimension du diamètre transverse du détroit supérieur. chiffre qui diffère peu de 0m 097. Au détroit inférieur une proportion équivalente donne 0m 093 pour la mesure du transverse au lieu de 0m 081.

OBSERVATION III (P. Dubois).

Caroline L..., née en Italie, âgée de 23 ans, haute de 3 pieds 2 pouces; son père était un nain de 3 pieds 6 pouces, quant à la mère elle était d'une stature ordinaire. De ce ménage étaient nés six enfants, trois dont la stature n'offrait rien d'anormal, et trois nains, parmi lesquels se trouvait la jeune femme en question.

Elle vint au monde très petite. Réglée à 11 ans, régulièrement, l'écoulement durait chaque période 3 ou 4 jours.

En 1838, relations avec un homme de taille très élevée comparativement à la sienne, rapports sexuels très douloureux. Grossesse bonne. Premières douleurs en avril, compliquées d'éclampsie. P. Dubois essaya vainement l'application du forceps, et se décida à faire la perforation. L'enfant pesait 2 k. 750 gr. et avait 0m49 cent. de longueur. Avant de la quitter P. Dubois mesura le bassin et reconnut que le diamètre antéro-postérieur du détroit supérieur avait à peu près 3 pouces.

En 1839, nouvelle grossesse. P. Dubois lui proposa de provoquer avant terme la sortie de l'enfant. Comme l'abdomen était peu distendu, et qu'il soupçonnait que l'enfant était d'un très petit volume, il attendit jusqu'au 8e mois. Le travail marcha régulièrement; présentation du siège; la tête arrêtée au détroit supérieur nécessita quelques tractions assez fortes. Suite de couches naturelles. Les mesures relatives à la mère étaient les suivantes :

Taille	1m450
Du sommet de la première apophyse sacrée au bord inférieur du pubis	0m135
De l'angle sacro-vertébral au bord supérieur du pubis	0m088
Distance d'une crête iliaque à l'autre au point le plus élevé	0m180
Distance d'une épine antéro-supérieure à l'autre	0m165

Mesures relatives à l'enfant :

Poids	1k875
Longueur	0 405

Diamètre occipito-frontal........................ 0 10$^{3}/_{4}$
» occipito-mentonnier.................... 0 115
» bi-pariétal........................... 0 085
» sous-occipito-bregmatique............. 0 08$^{3}/_{4}$

Cette naine ne présentait pas la plus légère trace de rachitisme (1).

OBSERVATION IV (Nichet).

Fille de 4 pieds, 3 pouces, 6 lignes, mais bien conformée, sur laquelle on a pratiqué l'accouchement prématuré artificiel. La mensuration externe a donné les résultats suivants :

De la base du sacrum au pubis.................... 0^{m}162
D'une épine iliaque antérieure et supérieure à l'autre.. 0^{m}216
D'une crête iliaque à l'autre...................... 0^{m}250
De la tubérosité sciatique à la crête iliaque.......... 0^{m}162
D'une tubérosité sciatique à l'autre................ 0^{m}081
Diamètre sacro-pubien.......................... 0^{m}081

OBSERVATION V (C. Schrœder).

DÉTROIT SUPÉRIEUR

Diamètre sacro-pubien.......................... 0^{m}090
» transverse.......................... 0^{m}112

EXCAVATION

Diamètre sacro-pubien.......................... 0^{m}111
» transverse.......................... 0^{m}115

(1) P. Dubois. *Observation d'une naine chez laquelle on eut recours à l'accouchement prématuré artificiel avec succès.* Bulletin de l'Académie de Médecine, 1840, t. V, p. 52.

DÉTROIT INFÉRIEUR

Diamètre coccy-pubien	0^m102
» transverse........................	0^m100

Ce bassin, faisant partie de la collection de Bonn, est donné par C. Schrœder comme régulièrement rétréci. Pour que la réduction des principaux diamètres fût proportionnelle, le diamètre transverse du détroit supérieur devrait avoir 0^m1195 au lieu de 0^m112 ; la différence est plus sensible au détroit périnéal où le calcul nous donne 0^m889 au lieu de 0^m10 pour dimension du diamètre bi-ischiatique.

Michaëlis (1) rapporte l'histoire d'une jeune israélite, haute de 4 pieds. La mensuration externe du bassin a donné pour résultat :

Distance entre les épines iliaques antéro-supérieures.	6 p.	9 l.	$=0^m1766$
Distance entre les crêtes iliaques.	8 p.	3 l.	$=0^m2159$
Conjugué diagonal	3 p.	11 l.	$=0^m1025$

L'auteur estimait le conjugué vrai (diamètre minimum) à 3 p. 5 l. (0^m0894). Cette jeune personne accoucha deux fois très facilement, mais l'enfant pesait 5 livres, cette circonstance favorable était en harmonie avec la petitesse de la mère.

Nous pouvons conclure que les bassins de naines présentent le type féminin régulier, mais que la dimension des os, leur volume et leurs moyens d'union les rapproche de l'enfance; *le bassin est petit parce que la femme est petite.*

(1) Michaelis. *Das Enge Becken*, p. 136.

Parmi les caractères qui les rapprochent des bassins d'enfant, on a noté l'étroitesse du sacrum, l'étroitesse de ses ailes, sa forme droite et son enfoncement moindre entre les os iliaques. On peut croire que l'accroissement des os pris *isolément*, de même que leurs moyens d'union, ont éprouvé un arrêt prématuré. « Peut-être dans cette variété, dit Schrœder, la réunion trop hâtive des os est la cause primitive, et n'est-ce que secondairement que se produit l'arrêt de développement dans la hauteur du squelette. »

Chez les naines, l'attention de l'accoucheur doit être éveillée par la petitesse de la taille : l'étroitesse générale ne peut nous surprendre chez elles. Mais nous pouvons être étonné qu'on fasse rentrer ces bassins dans la catégorie de ceux décrits comme régulièrement rétrécis. Car, sauf la deuxième observation (Nægele), dans laquelle il existe une certaine réduction proportionnelle (et encore pour le seul détroit abdominal), nous n'avons pas rencontré de rétrécissement uniforme.

B. Bassins de naines joignant à une ossification incomplète, un arrêt génital.

Entre la catégorie des bassins à ossification incomplète, et ceux dont l'ossification est normale, se place une variété intermédiaire observée chez des sujets ayant présenté un arrêt du système génital interne.

Il y a parallélisme, nous l'avons déjà dit, entre le

développement des organes génitaux internes, et l'accroissement normal du bassin. Chez des individus ayant vécu, la plupart du temps, d'une vie végétative, le système génital interne est resté à l'état puéril, et n'est jamais devenu apte à recevoir, ni à transmettre au dehors, le produit de la conception. Certaines de ces naines n'ont présenté aucune trace de rachitisme; chez d'autres, au contraire, le rachitisme a joué un rôle important. On trouve décrits des bassins de cette variété dans Lerche, Leisinger, Kœnig, Nægele, Hubert (de Louvain). Nous regrettons de n'avoir pu nous procurer les observations des trois premiers; voici le résumé de l'observation de Nægele (1).

OBSERVATION VI (Nægele).

Le bassin provient d'une jeune fille de 21 ans qui n'avait pas 4 pieds de haut, mais dont le corps était tout à fait bien proportionné. Il offre, relativement aux dimensions de ses différents diamètres, à leur rapport entre eux, à la disposition de l'arcade des pubis, tous les caractères du bassin de l'enfant. Ainsi le diamètre antéro-supérieur du détroit supérieur est, comme on l'observe dans l'enfance, plus étendu que le diamètre transverse. La ligne iléo-pectinée n'a qu'une très faible courbure. Les parois du bassin convergent en forme d'entonnoir de haut en bas. Le corps des os iléon, ischion et pubis ne sont pas soudées. L'os coxal est composé de trois parties réunies par des cartilages; mais les branches descendantes

(1) *Op. cit.*, p. 136.

des pubis sont soudées avec les branches ascendantes des ischions. Les différentes pièces du sacrum ne le sont pas entre elles ; les deux crêtes iliaques étaient cartilagineuses et ont été séparées par la macération. Tout homme de l'art instruit prendrait ce bassin pour celui d'un enfant de 6 à 7 ans. Les os n'ont aucun des caractères propres aux os rachitiques.

La fille à qui avait appartenu ce bassin jouissait d'une bonne santé, mais son intelligence ne s'était nullement développée. Elle n'avait jamais su marcher, et restait presque toujours à genoux à la place où on la mettait. Elle ne parlait pas. L'appétit était bon ; l'ouïe, la vue étaient intactes. Ayant été mordue par une de ses compagnes, elle tomba malade et mourut bientôt après. Elle avait le teint pâle et bouffi, ses seins étaient gros ; elle n'avait pas de poils au pubis et n'avait jamais été menstruée. A l'autopsie, les cavités splanchniques étaient normales ; les commissures cérébrales très fortes ; les organes génitaux internes étaient dans l'état où on les trouve avant la nubilité.

Hubert (de Louvain), rapporte l'histoire d'un bassin analogue au précédent, sauf qu'ici le rachitisme peut être incriminé.

OBSERVATION VII (Hubert, de Louvain).

Ce bassin présente un arrêt de développement portant sur les trois pièces coxales. Les trois pièces primitives ne sont pas soudées ; mais celles du sacrum le sont ; aussi la femme avait-elle pu marcher. Elle avait été mariée, mais n'avait pas eu d'enfant. Elle était extrêmement petite, et la ténuité, les déformations des os, les courbures sinueuses de la colonne vertébrale ne paraissent laisser aucun doute sur l'origine rachitique du mal. Voici quelles sont ses dimensions :

DÉTROIT SUPÉRIEUR

Diamètre sacro-pubien..........	3 p.	5 l.	= 0m 925
» bis-iliaque............	3 p.	10 l.	= 0m1038
Diamètres obliques.............	3 p.	8 l.	= 0m0993

DÉTROIT INFÉRIEUR.

Diamètre bi-ischiatique...........	2 p.	7 l.	= 0m07
» obliques...............	3 p.	5 l.	= 0m0925
Du sommet du sacrum au bas de la symphyse pubienne......	3 p.	6 l.	= 0m0948

Nous ferons remarquer que l'auteur se contente de donner à ce bassin le titre de bassin d'une étroitesse générale ; il ne peut être question ici d'uniformité dans la réduction des diamètres.

Il demeure acquis, après la lecture de ces observations, que chez des individus restés moralement et physiquement en retard, et dont le système génital n'est pas développé, il existe une troisième variété de bassins généralement rétrécis. Ajoutons qu'ici l'intérêt obstétrical est nul ; car les femmes affectées de ce vice de conformation, n'étant pas aptes à concevoir, n'auront jamais à réclamer les secours de l'accoucheur.

C. Bassins à ossification normale.

Les bassins de ce groupe, les plus fréquents, ressemblent au bassin normal par l'épaisseur, la force, la texture des os, et en diffèrent par un rétrécissement général de tous les diamètres. Sont-ils, comme le veulent les classiques, régulièrement ou proportionnellement rétrécis ? l'étude des observations que nous rapportons prouve que cette opinion est inexacte.

Les os qui composent ces bassins présenteraient, a-t-on dit, un volume moindre qu'à l'état normal ; outre que le volume d'un os est une chose purement relative, on a trouvé chez quelques-uns une substance osseuse plus compacte qu'on ne l'aurait supposé.

On les rencontre chez des femmes de toute taille, d'une bonne conformation, et légères dans leurs mouvements. Pour Fr. Ch. Nægele, qui les a le premier décrit en détail, rien dans l'aspect extérieur, l'attitude, la démarche des femmes ne fait soupçonner ce vice de conformation. Plusieurs ont présenté une démarche gracieuse, que Lenoir attribue au rapprochement des têtes fémorales : l'une d'elles avait une aptitude marquée pour la danse.

La plupart du temps l'angustie pelvienne, dit Nægele, a été reconnue pendant l'accouchement, par suite du retard apporté à l'expulsion du fœtus ; dans ces cas, on s'est tiré d'affaire « le mieux qu'on a pu. »

Actuellement l'attention des accoucheurs doit être éveillée par un ensemble de signes, dont nous donnerons le détail au chapitre du diagnostic, et pareille conduite serait blâmable. Nous examinerons à ce propos si l'on peut arriver, sur le vivant, à la connaissance du diamètre transverse rétréci, ce qui est le point important de la question.

OBSERVATION VIII (Inédite).

Bassin généralement rétréci. Accouchement avant terme. Présentation de la face. Forceps. Tractions. Crâniotomie. Dystocie de la tête, des épaules, du siège. Mort par vulvite, vaginite, endométrite gazeuze.

Desv. Claudine, 29 ans, tisseuse, habitant Lyon. Bonne santé habituelle. Pas de maladies graves antérieures. Taille petite, pas de traces de rachitisme. Menstruation à 14 ans, toujours régulière, sauf interruption de 4 mois après une cholérine. Se dit primipare. Dernières règles en mai 1881. Grossesse bonne, sauf quelques malaises et quelques vomissements au début.

3 février.— Entre à la clinique. Ventre très proéminent.

Circonférence ombilicale.........	103
» sus-ombilicale......	91
» sous-ombilicale.....	91

Hauteur de l'utérus $0^{m}36$ dont $0^{m}15$ au-dessus de l'ombilic. Au toucher, parties fœtales très-élevées, on atteint à peine avec le doigt le segment inférieur de l'utérus. Le col, que l'on explore difficilement, est encore fermé, long de 2 cent. ; il semble que le vagin soit tendu de bas en haut, ce qui restreint son calibre dans sa partie supérieure. On n'atteint pas l'angle sacro-vertébral ; l'élévation des parties fœtales reste inexpliquée.

Au palper : petites parties fœtales en avant, dos en arrière, on n'entend pas les bruits du cœur.

15 février. — La tête n'est pas descendue, on a l'impression d'un siège sans pouvoir l'affirmer ; on n'atteint pas le promontoire, mais le conjugué externe n'a que $0^{m}185$. Bruits du cœur à gauche. Souffles.

27 février. — Rien dans l'excavation. On réussit à toucher un point sur le côté gauche du promontoire à 12 ou 11,5 cent. le bassin est rétréci à gauche.

Diamètre bis-iliaque............	0^m28
Distance entre les épines antérieures et supérieures.........	0^m24
Conjugué externe..............	0^m175

Après l'accouchement, la mensuration du diamètre droit donne 0^m10. Diamètre promonto-sous-pubien sans déduction 0^m08 à 0^m085. Angle très haut déjeté à gauche.

17 mars. — A 11 heures apparition des premières douleurs. A l'examen aucune modification du col. La présentation, que l'on croit être la tête, est encore très élevée et très mobile. Maximum des bruits du cœur à gauche au-dessus de l'ombilic.

Cette malade ayant dépassé le terme de sa grossesse, et le travail ne s'annonçant pas comme devant débuter prochainement, on décide de provoquer l'accouchement. A cet effet, on introduit, le 17 mars, à midi, dans l'utérus, un ballon fixé à une canule et distendu par du liquide phéniqué. Introduction assez facile, léger écoulement sanguin. Quelques douleurs sont éveillées, néanmoins la malade peut rester debout. De midi à 4 heures quelques douleurs sont apparues et se sont manifestées avec assez de régularité et d'intensité. A 5 heures ballon dans le vagin ; travail bien engagé. Col dilaté à 2 cent., encore long. A partir de ce moment les douleurs s'affaiblissent progressivement.

18 mars. — A minuit, nouvelles douleurs. Col dilaté à 1 cent. à peine, long de 1 cent. 1/2, épais, mais assez mou. Durant la nuit, douleurs toutes les 7 ou 8 minutes, l'utérus se contracte bien. Cet état persiste pendant toute la journée du 18.

19 mars à minuit, rupture de la poche des eaux ; le travail semble se réveiller, contractions plus fréquentes et plus éner-

giques. A 9 heures du matin col long de 1 centim. 1/2 dilaté à deux centim. à peine. Présentation très élevée, on croit reconnaître une présentation de la face, avec une main serrée entre la face et le pubis. Grand bain. Bruits du cœur. — A midi, même état du col. Douleurs fréquentes, les bruits du cœur ne sont plus perçus.

Même état de la présentation à 2 heures; à 5 heures le col est dilaté davantage, et à neuf heures le travail paraît marcher assez régulièrement, mais lentement; les douleurs se soutiennent bien, on reconnaît très nettement une présentation de la face, plus de bruits du cœur. On décide de laisser achever la dilatation, pensant qu'à ce moment-là seulement on pourra intervenir pour débarasser la malade.

Dilatation complète à 2 heures du matin. Descente de la face, la malade pousse énergiquement, mais en raison de l'état de faiblesse dans laquelle elle se trouvait, et de la difficulté qu'avait le fœtus à franchir le détroit supérieur, les efforts ont pour résultat d'engager plus fortement la face. — A 5 heures du matin face élevée, mais dans l'excavation.

20 mars au matin, la malade est épuisée, inertie utérine à peu près absolue ; on décide l'intervention. Au toucher la tête est défléchie, la présentation est intermédiaire entre celle du sommet et celle de la face franche, le menton est à gauche, le front à droite. Application assez difficile du forceps par M. Delore ; tractions manuelles sans résultat; tractions mécaniques seulement pendant quelques minutes sans résultat. On fait la perforation du crâne au niveau de la bosse frontale gauche. Ecoulement facile de la pulpe cérébrale. — A ce moment, à l'aide du forceps et pendant les tractions mécaniques, on fait la rotation qui réussit bien, la face arrive à la vulve, quelques tractions manuelles la dégagent. Les épaules résistent, M. Delore fait le dégagement avec le crochet mousse en avant et en arrière, les bras sont amenés au dehors. L'abdomen résiste

peu; le siège a offert une résistance plus marquée; néanmoins il sort par des tractions manuelles suivi d'une grande quantité de gaz fétides et de liquide noirâtre plus fétide encore. Délivrance tardive quinze minutes après l'accouchement. L'opération a duré en tout 1 heure 1/4.

21 mars. — Ballonnement considérable, les anses intestinales se dessinent. Application de collodion élastique. Ventre peu douloureux. Pas de vomissements. Pertes très fétides, lavages intra-utérins deux fois par jour.

22 mars. — Ventre très tendu, langue sèche, subdélirium persistant, agitation. Vomissements fécaloïdes dès le matin. Mort à 5 heures du soir.

Autopsie. Gangrène de la vulve, du vagin; pas de déchirure du col. La cavité utérine a sa muqueuse réduite en putrilage.

Vulvite, vaginite, endométrite gazeuze. Rien du côté du péritoine; vessie intacte. Le cul-de-sac vésico-utérin est intact, il en est de même du cul-de-sac recto-utérin; celui-ci présente quelques adhérences légères et un peu d'exsudat.

La mensuration du bassin nous a donné les résultats suivants :

DÉTROIT SUPÉRIEUR

Diamètre promonto-sus-pubien	0m110
» promonto-sous-pubien	0m116
» minimum	0m101
» transverse	0m124
Diamètres obliques	0m115

EXCAVATION

Diamètre promonto-pubien	0m110
» transverse	0m115

DÉTROIT INFÉRIEUR

Diamètre coccy-pubien	0^m115
» bi-ischiatique	0^m107
» bi-sciatique	0^m099
» conjugué externe	0^m22
Distance entre les épines iliaques antéro-supérieures	0^m22
» entre les crêtes (lèvre externe)	0^m256
» entre les épines iliaques antéro-inférieures	0^m19

Le diamètre utile est diminué de 9 millimètres; le détroit transverse est réduit de 11 millimètres et le détroit droit de 10 millimètres.

Ce bassin offre un rétrécissement assez régulier : 0^m0124 pour la mesure du diamètre transverse au lieu de 0^m123 : 0^m115 pour la réduction des obliques au lieu de 0^m114. Le détroit inférieur est normal.

OBSERVATION IX (Inédite).

Antoinette S..., 16 ans, blanchisseuse. Taille de 1^m45. Bonne santé habituelle. Pas de leucorrhée, primipare.

Réglée à 14 ans 1/2 toujours régulièrement; le flux dure ordinairement deux jours, peu abondant. Dernières règles, le 28 novembre 1881.

Bonne santé pendant la grossesse. Premiers mouvements fœtaux perçus vers le milieu d'avril 1882, plus prononcés à gauche.

La mensuration externe donne les chiffres suivants :

Distance entre les épines antéro-supérieures 0m190
» entre les crêtes 0m225
Conjugué externe 0m180

Le toucher, pratiqué avec deux doigts, permet d'atteindre l'angle sacro-vertébral. Le diamètre utile doit avoir 9 cent. environ.

31 juillet. — Ventre régulièrement arrondi, assez développé.

Circonférence ombilicale........................ 0m910
» sus-ombilicale...................... 0m900
» sous-ombilicale..................... 0m900

Col mou, long de 1 cent. environ, ouvert, admettant la première phalange, ne laissant pas franchir l'orifice interne, très élevé.

Masse fœtale à droite, petites parties à gauche. Bruits du cœur fœtal dans le flanc droit et très en arrière O I D P.

18 août. — La tête reste très élevée. Col mou, souple, haut de 1 cent. 1/2, admettant la 1re phalange, jusqu'à l'orifice interne qu'on peut franchir en forçant un peu.

22 août. — à 11 1/2 au matin, application de l'appareil de M. Chassagny, pour la dilatation artificielle du col. L'appareil reste en place 25m ; on constate avec certitude la présence de la vessie dans l'utérus, sans aucune souffrance de la malade. Quand on enlève l'appareil, le col est dilaté de 2 cent. environ. cédant un peu lorsqu'après avoir introduit deux doigts, on fait effort pour les écarter. A 1 h., réapplication de la vessie qui reste en place jusqu'à 2 h. L'appareil semble avoir modifié la position, une main du fœtus est reconnue. Bruits du cœur au niveau de l'ombilic. La malade passe toute la soirée et la nuit sans avoir de douleur.

23 août. — Le col n'est pas plus dilaté qu'hier. On sent la tête qui est revenue à l'orifice, et une suture oblique de gauche à droite et d'avant en arrière. Bruits du cœur à droite.

24 août. — A midi 1/2 anesthésie. Rupture artificielle de la poche des eaux. Application du forceps Pajot qu'on ne réussit à placer convenablement qu'à la troisième tentative : traction mécanique continue : les deux lacs sont fixés sur chacune des branches du forceps, au centre de figure. Après 3 ou 4 tractions de 2 à 5 minutes chacune, la tête s'engage dans l'excavation ; sa position est transversale, l'occiput à droite. Procidence du cordon dès le début des manœuvres. On retire le forceps pour faire une application oblique ; rotation forcée de la tête. Accouchement terminé à 1 h. 45.

L'enfant ne respire pas, mais les bruits du cœur sont perçus. Après 10 minutes d'insufflation bouche à bouche, l'enfant commence à respirer seul. Délivrance après 1/4 d'heure. Placenta enchâtonné. Pendant que l'anesthésie le permet, le diamètre sacro-sous-pubien mesuré donne $0^{m}11$.

Dimensions de la tête de l'enfant :

Diamètre	bi-pariétal	$0^{m}090$
«	occipito-frontal	$0^{m}115$
»	occipito-mentonnier	$0^{m}135$
»	sous-occipito-bregmatique...............	$0^{m}090$
»	trachelo-bregmatique	$0^{m}088$

Suites de couches bonnes le 1er jour.

Le second, la température s'élève à 39° Météorisme abdominal, un peu de subdélirium le soir.

Au 3e jour, vomissements. Météorisme plus prononcé. Application de collodion riciné. Mort au matin.

Autopsie. — L'autopsie ayant été refusée, c'est à grand' peine que nous avons pu nous procurer le bassin. Nous avons constaté néanmoins la présence d'une forte collection purulente dans la fosse iliaque gauche, filant de là dans le petit bassin.

La mensuration faite avec le plus grand soin, avec le compas et une règle graduée, a donné pour résultats :

Distance entre les épines iliaques antérieures et supérieures	0^m200
Distance entre les crêtes iliaques (lèvre externe)	0^m230
Distance entre les épines iliaques postérieures	0^m117

DÉTROIT SUPÉRIEUR

Diamètre promonto-sous-pubien	0^m118
» promonto-sus-pubien	0^m112
Diamètre minimum	0^m990
» oblique droit	0^m108
» oblique gauche	0^m107
» transverse	0^m111
Distance entre les ailes du sacrum	0^m096

EXCAVATION

Diamètre antéro-postérieur	0^m108
» transverse	0^m108

DÉTROIT INFÉRIEUR

Diamètre coccy-pubien	0^m086
» bi-ischiatique	0^m097
» bi-sciatique	0^m088
Hauteur de la symphyse	0^m035
Hauteur du sacrum	0^m093
Hauteur de la flèche	0^m025

L'accouchement a été entravé par un rétrécissement de 0^m011 siégeant au diamètre droit, uni à une réduction de 0^m024 du diamètre transverse; il faut également citer, comme cause de dystocie, une rigidité anormale des parois vaginales, et le rapprochement des épines sciatiques. Le bassin est généralement mais non uniformément rétréci ; pour que la réduction subie par le diamètre transverse fût proportionnelle à celle que subit le diamètre antéro-postérieur, le calcul devrait nous donner 0m121 au lieu de 0m111, chiffre réel. La même remarque est applicable au détroit inférieur ; le diamètre bi-ischiatique qui a ici 0m097 devrait avoir 0m074 pour être rétréci d'une façon proportionnelle.

Nous devons à l'obligeance de M. le professeur Depaul d'avoir pu mesurer 5 bassins de sa riche collection ; qu'il reçoive ici tous nos remerciements. Donnés comme des bassins uniformément rétrécis, ils n'échappent pas à la critique que nous faisons de cette fausse dénomination. Nous n'avons aucun renseignement sur leur origine.

OBSERVATION X (Musée Depaul).

DÉTROIT SUPÉRIEUR

Diamètre sacro-pubien	0m095
» transverse	0m112
Diamètres obliques	0m104

EXCAVATION

Diamètre antéro-postérieur	0m101
» transverse	0m101

DÉTROIT INFÉRIEUR

Diamètre coccy-pubien	0m099
» bi-ischiatique	0m10
Distance entre les épines antéro-supérieures	0m19
Distance entre les épines antéro-inférieures	0m174
Distance entre les crêtes (lèvre externe)	0m26

Ce bassin n'offre aucune trace de rachitisme.

OBSERVATION XI (Musée Depaul).

DÉTROIT SUPÉRIEUR

Diamètre sacro-pubien	0m087
» transverse	0m116
Diamètres obliques	0m107

EXCAVATION

Diamètre sacro-pubien	0m094
» transverse	1m110

DÉTROIT INFÉRIEUR

Diamètre coccy-pubien	0m073
» bi-ischiatique	0m093
Conjugué externe	0m174
Diamètre entre les épines antérieures et supérieures	0m218
» entre les épines antéro-inférieures	0m167
Distance entre les crêtes (lèvre externe)	0m243

Aucun signe de rachitisme.

OBSERVATION XII (Musée Depaul).

DÉTROIT SUPÉRIEUR

Diamètre sacro-pubien	0m095
» transverse	0m125
Diamètres obliques	0m115

EXCAVATION

Diamètre antéro-postérieur	0m094
» transverse	0m114

DÉTROIT INFÉRIEUR

Diamètre coccy-pubien........................ 0m085
» transverse........................... 0m101
Conjugué externe........................... 0m19
Distance entre les épines iliaques antéro-supérieures. 0m225
Distance entre les épines iliaques antéro-inférieures. 0m19
Distance entre les crêtes (lèvre externe)............ 0m254

Pas de marque de rachitisme.

OBSERVATION XIII (Musée Depaul).

DÉTROIT SUPÉRIEUR

Diamètre sacro-pubien......................... 0m082
» transverse.......................... 0m119
Diamètre oblique (droit)...................... 0m102
» » (gauche).................. 0m105
Distance sacro-cotyloïdienne (droite)............. 0m067
» » (gauche)............. 0m079

EXCAVATION

Diamètre antéro-postérieur..................... 0m087
» transverse.......................... 0m104

DÉTROIT INFÉRIEUR

Diamètre coccy-pubien........................ 0m084
» transverse.......................... 0m089
Distance entre les épines antérieures et supérieures. 0m226
Distance entre les épines antérieures et inférieures... 0m176
Distance entre les crêtes (lèvre externe)........... 0m242

Ce bassin est asymétrique, comme le prouve la différence entre les distances sacro-cotyloïdiennes droite et gauche.

OBSERVATION XIV (Musée Depaul).

DÉTROIT SUPÉRIEUR

Diamètre sacro-pubien	0m073
» transverse	0m122
Diamètres obliques	0m110

EXCAVATION

Diamètre antéro-postérieur	0m077
» transverse	0m117

DÉTROIT INFÉRIEUR

Diamètre coccy-pubien	0m073
» bi-ischiatique	0m099
Diamètre conjugué externe	0m143
Distance entre les épines antéro-supérieures	0m251
Distance entre les épines antéro-inférieures	0m181
Distance entre les crêtes (lèvre externe)	0m243

Si nous comparons ces cinq bassins, nous voyons que pour une réduction du détroit droit du détroit supérieur de : 0m15 — 0m23 — 0m15 — 0m28 — 0m37, ils offrent un rétrécissement transversal de :

0m23 — 0m19 — 0m10 — 0m16 — 0m13.

Le rétrécissement, quoique général, n'est pas proportionnel, comme il est facile de le voir par le tableau suivant :

DÉTROIT SUPÉRIEUR

	Diamètre transverse Chiffre réel	Diamètre transverse Chiffre proportionnel à la réduction du diamètre droit.
1er	0m112	0m1167
2e	0m116	0m1067
3e	0m125	0m1165
4e	0m119	0m100
5e	0m122	0m0896

DÉTROIT INFÉRIEUR

	Diamètre transverse Chiffre réel	Diamètre transverse Chiffre proportionnel à la réduction du diamètre droit
1re	0m099	0m114
2e	0m073	0m084
3e	0m085	0m098
4e	0m084	0m097
5e	0m073	0m084

La collection de la Clinique possède un bassin qui, au premier abord, pourrait être considéré comme appartenant à la catégorie des bassins généralement et régulièrement rétrécis; et cependant, après une mensuration des plus attentives, on voit très que bien que ce n'est autre qu'un bassin non rachitique et aplati, avec néanmoins une certaine réduction dans les diamètres transverses.

OBSERVATION XV

Collection de la Clinique.

DÉTROIT SUPÉRIEUR

Diamètre sacro-pubien		0m093
»	transverse	0m125
»	oblique gauche	0m110
»	» droit	0m112

EXCAVATION

Diamètre antéro-postérieur	0m105

DÉTROIT INFÉRIEUR

Diamètre coccy-pubien		0m095
»	bi-ischiatique	0m110
»	bi-sciatique	0m093

Hauteur pectinéo-ischiatique	0m080
Hauteur du pubis	0m035
Diamètre conjugué externe	0m160
Distance entre les épines iliaques antérieures et supérieures	0m022
Distance entre les deux crêtes (lèvre externe)	0m250
Distance entre les épines iliaques antérieures et inférieures	0m180

Le détroit abdominal est seul rétréci ; la réduction portant sur le diamètre droit est de 0m17 ; le diamètre transverse est diminué de 0m10. Le diamètre antéro-postérieur étant le plus petit diamètre du détroit, ce bassin est manifestement aplati. Nous avons déjà dit que cette dernière opinion pouvait être soutenue pour tous les bassins décrits jusqu'à ce jour comme *uniformément rétrécis*.

OBSERVATION XVI (Fr. Ch. Nægele).

Bassin d'une jeune personne de 23 ans, fraîche et bien conformée, d'une taille élancée au-dessus de la moyenne, qui avait toujours joui d'une bonne santé, et qui succomba peu de temps après un accouchement, dont la terminaison par le forceps présenta des difficultés excessives.

OBSERVATION XVII (Fr. Ch. Nægele).

Femme de 28 ans, bien conformée, taille moyenne, d'une bonne santé. Après un travail de 4 jours, elle accoucha, pour la première fois, d'un enfant non à terme et putréfié. Elle mourut à son second accouchement d'une rupture de l'utérus et du vagin. La comparaison de la tête de l'enfant avec le bassin de la mère fit voir qu'il aurait fallu pratiquer l'opération césarienne pour avoir l'enfant vivant.

OBSERVATION XVIII (Fr. Ch. Nægele)

Femme de 32 ans, taille au-dessus de la moyenne, forte et bien conformée, primipare. Avec l'étroitesse générale du bassin coïncidait un volume excessif de l'enfant, qui se présentait par l'épaule. Version très laborieuse et application vaine du forceps ; enfin perforation du crâne : la femme succomba 24 h. après.

Ces trois bassins, sous le rapport des dimensions respectives de leurs diamètres, et de la forme de l'arcade pubienne, présentent les caractères d'un bassin de femme régulièrement conformé, mais avec une réduction proportionnelle de tous les diamètres. Quant à l'état des os, couleur, force, texture, rien de dissemblable avec l'état sain.

Nægele se basant sur ce fait que la réduction des diamètres est de un pouce et demi (0^m27), prétend qu'elle est proportionnelle. Nous nous sommes déjà expliqué à cet égard et nous ne voulons pas y revenir ; encore une fois, il est regrettable que cet auteur n'ait pas donné des mensurations plus complètes.

OBSERVATION XXIX (Faurichon-Lavalade) (1)

Anne Tache, femme Olive, 30 ans, forte constitution, bien conformée en apparence, entre à la Maternité de Marseille le

(1) Thèse de Paris, 1832.

23 mai 1828, à terme, enceinte pour la seconde fois. La première grossesse n'a duré que sept mois ; l'enfant n'a pas vécu. Depuis trois jours les douleurs persistent, les membranes sont rompues ; contractions permanentes, présentation du sommet. Etat général grave, deux saignées sont pratiquées. Au toucher, on constate un rétrécissement antéro-postérieur du détroit supérieur estimé à 8 cent. Mort, le 24 au matin. Opération césarienne ; enfant mort, sa tête présente les diamètres suivants :

Diamètre occipito-frontal	0^m108
» bi-pariétal	0^m094
» sous-occipito-bregmatique	0^m081

DÉTROIT SUPÉRIEUR

Diamètre sacro-pubien	0^m0745
» transverse	0^m1219
Diamètres obliques	0^m1083

DÉTROIT INFÉRIEUR

Diamètre coccy-pubien	0^m078
» bi-ischiatique	0^m745
Diamètres obliques	0^m812

OBSERVATION XX (Nichet) (1)

Fille de la campagne, 42 ans, primipare, taille moyenne, intelligence extrêmement bornée. Présentation du sommet, travail de 4 jours. Accouchement naturel. Enfant mort, tête médiocre, extrêmement molle. Au 5e jour, douleurs dans la région ovarienne gauche, ventre tendu, oppression, pouls fréquent, délire. Au 7e jour, frissons, agitation des membres, contrac-

(1) *Journal de Médecine de Lyon*, juillet 1841.

tions convulsives de la face. Mort. A l'autopsie, rien dans l'utérus. La mensuration du bassin a donné pour résultat :

DÉTROIT SUPÉRIEUR

Diamètre sacro-pubien	0^m0812
» transverse	0^m 115
Diamètres obliques	0^m 108

DÉTROIT INFÉRIEUR

D'une tubérosité sciatique à l'autre	0^m0857
Du coccyx au sommet de l'arcade pubienne	0^m0857
Diamètre antéro-postérieur de l'excavation	0^m 108
» transverse de l'excavation	0^m 099
De la base du sacrum au sommet du coccyx en ligne droite	0^m 099
Profondeur de la cavité sacro-coccygienne	0^m 036
Hauteur de l'arcade pubienne	0^m0542

OBSERVATION XXI (Nichet)

Fille de 27 ans, enceinte pour la septième fois. Dans les cinq premières grossesses, enfant expulsé à 6 mois et avec beaucoup de peine, après un travail de plusieurs jours ou par le forceps. Au 6e accouchement, enfant à terme très petit. Entrée à la Charité le 9 mars 1839, aux douleurs depuis 4 jours; le soir de son entrée la tête n'était pas encore engagée, mais fixée au détroit supérieur, l'occiput en avant et à gauche. Trois applications de forceps n'amenèrent aucun résultat; les bruits du cœur ne se faisant plus entendre, on pratiqua la craniôtomie et, malgré cette opération, il fallut appliquer le forceps pour amener la tête à la vulve. Les épaules furent arrêtées au détroit supérieur, le tronc ne put descendre qu'après que le bras placé en arrière eut été dégagé avec le crochet mousse.

Délivrance naturelle. Mort trois jours après.

Voici les dimensions du bassin :

DÉTROIT SUPÉRIEUR

Diamètre sacro-pubien	0m094
» transverse	0m103
Diamètres obliques	0m099

DÉTROIT INFÉRIEUR

Du coccyx au sommet de l'arcade pubienne	0m079
D'une tubérosité sciatique à l'autre	0m081
Hauteur du sacrum	0m108
Hauteur de la symphyse pubienne	0m036

OBSERVATION XXII (V. Gensoul) (1)

Honorine B..., petite taille, robuste, bien musclée, enceinte pour la seconde fois. Premier accouchement laborieux ayant nécessité le forceps. Entrée à la Charité le 10 septembre 1841, douleurs depuis douze heures. Première position de l'épaule droite ; version très laborieuse. Dégagement des bras avec le crochet mousse ; la tête est arrêtée au détroit supérieur et n'est amenée qu'avec beaucoup de peine. Enfant mort ; la mère succombe six jours après avec des symptômes cérébraux.

La mensuration du bassin donne les résultats qui suivent :

DÉTROIT SUPÉRIEUR

Diamètre sacro-pubien	0m092
» transverse	0m121
Diamètres obliques	0m114
Diamètre transverse du détroit inférieur	0m090

(1) Thèse de Paris, 1842.

Du sommet du sacrum à l'arcade pubienne (le coccyx ayant été perdu par la macération)	0m112
Distance d'une crête iliaque à l'autre	0m263
D'une épine antéro-supérieure à l'autre	0m227
Hauteur du bassin	0m175
Hauteur de l'excavation	0m081

OBSERVATION XXIII (V. Gensoul).

Jeanne F., 30 ans, primipare, petite, maigre, chétive, misère profonde, épuisement complet; entrée le 15 octobre 1841 à la Charité. Douleurs le 5 novembre. Au toucher, rétrécissement de 2 centim. La mensuration externe donne une diminution générale de toutes les dimensions du bassin. Le travail marche lentement, ainsi que la dilatation.

Le 6, application de forceps; la tête est en première position Tractions énergiques. Enfant vivant du poids de 5 livres, long de 0m449. La mère présente des accidents graves, et meurt le septième jour.

L'autopsie montre un point gangréneux au niveau du col qui a été profondément déchiré; le tissu cellulaire périvaginal est enflammé avec quelques foyers de suppuration; déchirure périnéale très étendue.

Mensuration du bassin :

DÉTROIT SUPÉRIEUR

Diamètre	sacro-pubien	0m087
»	transverse	0m114
»	obliques	0m108

EXCAVATION

Diamètre	antéro-postérieur	0m108
»	transverse	0m098

DÉTROIT INFÉRIEUR

Diamètre coccy-pubien	0m081
» bi-ischiatique	0m078
D'une épine iliaque antéro-supérieure à l'autre	0m020
D'une crête iliaque à l'autre	0m229
Hauteur du bassin	0m175
Hauteur de la symphyse pubienne	0m053
De la base du sacrum au pubis	0m141

OBSERVATION XXIV (H. Lubac) (1)

Ce bassin et le suivant ont été trouvés par Lubac au Musée d'Anatomie pathologique de l'École. Les renseignements manquent.

DÉTROIT SUPÉRIEUR

Diamètre sacro-pubien	0m086
» transverse	0m120
Diamètres obliques	0m113

EXCAVATION

Diamètre antéro-postérieur	0m105
» transverse	0m100

DÉTROIT INFÉRIEUR

Diamètre coccy-puben	0m097
» transverse	0m100
Distance entre les épines antérieures et supérieures	0m235
Distance entre les crêtes iliaques	0m255
Diamètre conjugué externe	0m152
Hauteur du grand bassin	0m065
Hauteur du petit bassin	0m078

(1) Thèse de Paris, 1870.

OBSERVATION XXV (H. Lubac).

DÉTROIT SUPÉRIEUR

Diamètre antéro-postérieur	0^m087
» transverse	0^m115
Diamètres obliques	0^m107

EXCAVATION

Diamètre antéro-postérieur	0^m108
» transverse	0^m119

DÉTROIT INFÉRIEUR

Diamètre coccy-pubien	0^m090
» bi-ischiatique	0^m090
Distance entre les épines iliaques antérieures et supérieures	0^m21
Distance entre les crêtes (lèvre externe)	0^m230
Diamètre de Baudelocque	0^m156
Hauteur du grand bassin	0^m065
Hauteur du petit bassin	0^m075
Du promontoire au coccyx	0^m102

OBSERVATION XXVI (H. Lubac).

Philomène C., 26 ans, primipare, entre le 11 février 1869 à la Charité, à terme. Pas de douleurs. Rien de spécial dans la forme des hanches, si ce n'est leur peu de développement. On atteint l'angle sacro-vertébral avec facilité, la mensuration avec le doigt permet de reconnaître un rétrécissement qu'on évalue à 8 centim. 1/2, la distance promonto-sous-pubienne étant de 0^m10 centim.

La mensuration externe prise avec le compas de Baudelocque donne les résultats suivants :

Distance entre les épines iliaques antéro-supérieures. $0^{m}230$
Distance entre les crêtes iliaques................ $0^{m}263$
Diamètre conjugué externe...................... $0^{m}166$
De la tubérosité ischiatique à l'épine postéro-supérieure.................................. $0^{m}152$
De l'épine postéro-supérieure au bord inférieur de la symphyse pubienne .... $0^{m}157$

On porte le diagnostic de bassin régulièrement rétréci et on s'attend à des difficultés. Le lendemain, le travail se déclare; première position. Après quinze heures, dilatation incomplète sans engagement. M. Delore applique le forceps, et après 10 minutes de tractions d'une valeur de 70 k., l'enfant est amené à la vulve. Enfant bien portant, mais petit.

Dimensions de la tête :

Diamètre occipito-mentonnier..	$0^{m}123$	au lieu de	$0^{m}135$
» occipito-frontal......	$0^{m}100$	»	$0^{m}115$
» bi-pariétal..........	$0^{m}083$	»	$0^{m}095$

Le fœtus présentait 1 cent. ou 1 cent. 1/2 de moins dans tous les diamètres; circonstance heureuse qui a permis d'amener l'enfant vivant. Suites compliquées, mais au bout de trois semaines, la malade sort en bon état le 4 mars.

OBSERVATION XXVII (H. Lubac).

Marguerite A., 27 ans, primipare, entre à la Charité, service de M. Delore, le 6 novembre 1869. Légère claudication datant de l'enfance ; taille au-dessus de la moyenne. Douleurs le lendemain, le doigt atteint le promontoire avec facilité, le diamètre sacro-pubien du détroit supérieur est estimé à 9 cent. Dilatation lente, bains de siège.

Le 8 novembre, dilatation complète, sans engagement; intervention réclamée par la malade. M. Delore applique le forceps Stoltz; tractions de moins d'un quart d'heure évaluées à 80 k. Enfant vivant très beau. Déchirure considérable de la fourchette, déchirures transversales de la muqueuse; la racine du clitoris divisée par la distension a nécessité une ligature au niveau du corps caverneux. La femme meurt quatre jours après, avec les symptômes d'une métro-péritonite; on était à cette époque en pleine épidémie de fièvre puerpérale.

A l'autopsie, lésions de la métro-péritonite, ecchymoses multiples du col; dans la cavité utérine, caillots en putréfaction. Les diverses pièces du squelette n'ont offert aucune trace de rachitisme.

Dimensions du bassin sec :

DÉTROIT SUPÉRIEUR

Diamètre antéro-postérieur	0m088
» transverse	0m123
Diamètres obliques	0m114

EXCAVATION

Diamètre antéro-postérieur	0m110
» transverse	0m119

DÉTROIT INFÉRIEUR

Diamètre coccy-pubien	0m085
» transverse	0m099
Distance entre les épines iliaques antérieures et supérieures	0m220
Distance entre les crêtes (lèvre externe)	0m240
Diamètre conjugé externe	0m156
Distance promonto-sous-pubienne	0m105
Hauteur du grand bassin	0m063
Hauteur du petit bassin	0m085

L'enfant, dont la tête avait été fortement comprimée, est mort au bout de 24 heures; le crâne autopsié avec beaucoup de soin n'a pas présenté de lésions appréciables.

OBSERVATION XXVIII (H. Lubac).

Zélie M... 28 ans, taille un peu au-dessous de la moyenne, bien conformée, hanches peu développées, enceinte pour la cinquième fois : les quatre premiers accouchements ont été terminés par la céphalotripsie.

Entre à la Charité le 13 décembre 1869 ; la dilatation est complète, le vertex en première position. Anesthésie, forceps, tractions de 70 k. environ ; la tête s'engage et l'accouchement se termine en moins de dix minutes. Enfant bien portant ; le faible volume de la tête explique la facilité de la descente. Il a vécu ; quant à la mère, elle a été au bout de 7 jours victime d'une métro-péritonite.

Le bassin offre les dimensions suivantes :

DÉTROIT SUPÉRIEUR

Diamètre sacro-pubien	0^m087
» transverse	0^m110
Diamètres obliques	0^m110

EXCAVATION

Diamètre antéro-postérieur	0^m115
» transverse	0^m110

DÉTROIT INFÉRIEUR

Diamètre coccy-pubien	0^m082
» transverse	0^m090
Distance entre les épines iliaques antérieures et supérieures	0^m215

Distance entre les crêtes iliaques	0^m240
» entre les épines postéro-supérieures du même côté	0^m145
Diamètre conjugué externe	0^m150
Hauteur du grand bassin	0^m070
» du petit bassin	0^m080
Distance du coccyx au promontoire	0^m082
» en suivant le sacrum	0^m135
Profondeur du sacrum	0^m045
Distance promonto-sous-pubienne	0^m100

Ce bassin présente un grand intérêt ; un examen superficiel ferait de prime abord croire à un bassin vicié par ostéomalacie, mais l'absence de tout antécédent morbide ne permet pas d'adopter cette opinion; quant au rachitisme il est exclu d'emblée. D'ailleurs la parfaite rectitude des membres et de la colonne vertébrale, la consistance et l'épaisseur normale des os, la bonne santé antérieure prouvent bien que cette cause n'entre pour rien dans la forme particulière du bassin. Il faut donc, bien que sa régularité laisse à désirer, le classer quelque part, et je crois être dans le vrai en le mettant au nombre des bassins trop petits.

Les os sont de consistance normale ; le détroit supérieur est cordiforme, le promontoire très saillant, le sacrum profondément excavé, ce qui augmente considérablement sa saillie postérieure et la longueur de sa face antérieure. Arcade pubienne bien conformée; le détroit inférieur ne présente rien à signaler, mais l'excavation offre une capacité considérable en rapport avec la plus grande concavité du sacrum. Nous avons affaire, dit Lubac, à un bassin petit, mais un peu irrégulier ; néanmoins j'ai cru devoir en donner la description, parce que, au point de vue pratique, il présente les mêmes indications que celui qui est rétréci avec perfection des formes.

Si nous jetons un coup d'œil d'ensemble sur les observations précédentes, nous verrons que la réduction subie par les principaux diamètres est fort variable ; nous avons dressé un tableau indiquant de quelle quantité chaque diamètre est réduit.

TABLEAU indiquant de quelle quantité chaque diamètre est réduit dans les observations VIII, IX, X, XI, XII, XIII, XIV, XV, XIX, XX, XXI, XXII, XXIII, XXIV, XXV, XXVII, XXVIII.

TABLEAU SYNOPTIQUE

	DÉTROIT SUPÉRIEUR			DÉTROIT INFÉRIEUR	
	Diamètre sacro-pubien	Diamètre transverse	Diamètres obliques	Diamètre coccy-pubien	Diamètre transverse
	m. c.	m. c.	m. c.	m. c.	m. c.
Bassin normal.....	0.110	0.135	0.125	0.110	0.110
Observation VIII..	0.09	0.11	0.10		
— IX....	0.011	0.024	0.017	0.014	0.013
— X....	0.015	0.023	0.021	0.011	0.010
— XI....	0.023	0.019	0.018	0.037	0.017
— XII...	0.015	0.010	0.010	0.025	0.019
— XIII..	0.028	0.016	0.020	0.026	0.021
— XIV..	0.037	0.016	0.015	0.037	0.011
— XV...	0.017	0.010	0.015	0.015	
— XIX..	0.036	0.014	0.017	0.043	0.036
— XX...	0.029	0.020	0.017	0.027	0.027
— XXI..	0.016	0.032	0.026	0.031	0.039
— XXII..	0.018	0.014	0.011		0.020
— XXIII.	0.023	0.021	0.017	0.029	0.032
— XXIV.	0.024	0.015	0.012	0.023	0.010
— XXV..	0.023	0.025	0.018	0.020	0.020
— XXVII.	0.022	0.012	0.011	0.025	0.011
— XXVIII	0.023	0.025	0.015	0.028	0.020

On voudra bien remarquer, par la lecture du tableau précédent, que les bassins généralement rétrécis présentent deux types assez tranchés :

Premier type : Les bassins dans lesquels *la réduction du diamètre droit* du détroit supérieur, l'*emporte sur la réduction transversale.*

Deuxième type : Les bassins dans lesquels le *diamètre transverse* du détroit supérieur *est plus rétréci que le diamètre antéro-postérieur.*

La même division s'impose pour le détroit inférieur.

Dans la première catégorie nous rangerons les observations : XI ; XII ; XIII ; XIV, XV ; XIX ; XX ; XXII ; XXIII ; XXIV ; XXVII.

Dans la seconde, les observations : VIII ; X ; XXI ; XXV ; XXVIII.

Pour le détroit inférieur les observations : IX ; X ; XI ; XII ; XIII ; XIV ; XIX ; XXIV ; XXVII ; XXVIII ont montré une différence notable dans la diminution des diamètres de ce détroit, *différence en faveur du diamètre coccy-pubien.* Au contraire dans les observations XXI ; XXIII le *diamètre transverse a été plus rétréci* que le diamètre droit.

Le rétrécissement observé dans les cas que nous avons rapportés est-il proportionnel ? En aucune façon. De même que nous n'avons trouvé aucune réduction proportionnelle dans les observations VIII à XIX ; de même le tableau ci-après montre que le rétrécissement régulier uniforme n'existe pas dans les bassins dits *uniformément rétrécis.*

DÉTROIT SUPÉRIEUR

	Chiffre réel du diamètre transverse.	Chiffre proportionnel à la réduction du diamètre droit.
Observ. XIX	0m121	0m0981
— XX	0m115	0m0994
— XXI	0m103	0m1153
— XXII	0m121	0m1129
— XXIII	0m114	0m1067
— XXIV	0m120	0m1056
— XXV	0m115	0m1067
— XXVII	0m123	0m1080
— XXVIII	0m110	0m1067

DÉTROIT INFÉRIEUR

	Chiffre réel du diamètre transverse.	Chiffre proportionnel à la réduction du diamètre droit.
— XIX	0m074	0m0723
— XX	0m085	0m0984
— XXI	0m081	0m0832
— XXII	0m090	0m1040
— XXIII	0m078	0m0903
— XXIV	0m100	0m1150
— XXV	0m090	0m1040
— XXVII	0m099	0m1140
— XXVIII	0m090	0m1040

Nous sommes donc fondé, par la comparaison des observations, à refuser à ces bassins la qualité d'*uniformément rétrécis*, qui leur avait été attribuée par les classiques. Nous croyons que cette qualification comporte en soi une erreur, qu'il faut effacer des traités d'accouchements. Est-il un bassin moins régulièrement rétréci que celui qui fait l'objet de l'observation XIV ? dans lequel nous voyons une différence de 21^{mm} entre la dimension du diamètre droit du détroit abdominal, et la dimension du diamètre transverse. Et le bassin de Faurichon (obs. XIX) dans lequel la différence entre les deux diamètres précités est de 22^{mm} ; est-il régulièrement rétréci ? On peut en dire autant des autres dont le degré de rétrécissement est indiqué dans le tableau de la page 70.

Nous trouvons, pour résumer, qu'il existe, la plupart du temps, une différence assez grande entre la réduction du diamètre droit du détroit supérieur, et la réduction du diamètre transverse, pour que l'idée de *bassin aplati* saute aux yeux les moins clairvoyants. Nous ferons observer, en second lieu, que les auteurs n'ont pas assez tenu compte de ce fait, que le diamètre sacro-pubien étant le plus petit diamètre du détroit supérieur, une réduction aussi remarquable dans ses dimensions, telle qu'elle existe dans les observations dont nous avons rapporté l'histoire, a pour résultat évident d'aplatir le bassin dans le sens antéro-postérieur. Il est donc possible de faire rentrer leur étude dans celle du *bassin aplati non rachitique*, ou bassin *généralement et irrégulièrement rétréci*, tout en accordant une certaine importance à *l'aplatissement transversal* observé dans quelques cas.

Etiologie

Pour Fr.-Ch. Nægele, l'étroitesse absolue du bassin n'est pas rare, seulement dans la grande majorité des cas, elle est méconnue avant l'accouchement. Müller (de Berne), sur 1177 bassins rétrécis, a constaté 88 fois ce vice de conformation ; il faut, à notre avis, faire des réserves sur ce chiffre.

Pour Stein neveu, l'étroitesse absolue était le résultat de la petitesse de la taille et du défaut de proportion entre les différentes parties du corps, ce qui occasionnait chez ces femmes une démarche pesante. Quant à ce qui est de la taille il faut distinguer : chez les naines l'étroitesse du bassin n'est pas étonnante, la petitesse pelvienne résulte du nanisme ; mais elle nous surprend chez des femmes de taille élancée. Si nous consultons nos observations, nous trouvons, (les cas de nanisme mis de côté), que : sur 13 cas :

3 fois il n'est pas fait mention de la taille:

1 seule fois on a noté la hauteur du sujet (1^m45) ;

3 fois la taille est déclarée petite ;

2 femmes avaient une taille moyenne;

1 était au-dessus de la moyenne;

2 avaient une taille au-dessous de la moyenne.

On ne peut conclure logiquement de faits si peu détaillés ; l'on peut dire seulement que la taille des sujets a oscillé autour de la moyenne.

Ces femmes ont-elles eu une démarche pesante ou gênée?

Nægele prétend, au contraire, que celles qu'il a vues présentaient une certaine aisance dans leurs mouvements, et que l'une d'elles offrait une aptitude marquée pour la danse.

Nous avons précédemment examiné et rejeté l'hypothèse d'un arrêt de développement. Faut-il admettre avec Hubert (de Louvain), (1) que l'évolution naturelle du bassin a été, dans les cas dont nous nous occupons, proportionnellement incomplète? ce qui a pour résultat de produire un bassin régulier dans sa forme, mais trop petit dans toutes ses dimensions. Mais dire que l'évolution du bassin peut être proportionnelle est une pure vue de l'esprit, puisque nous avons vu précisément que jamais le rétrécissement n'est proportionnel.

Le fait que le bassin peut *seul* subir un arrêt de développement, à l'exclusion des autres pièces du squelette, chez des femmes bien conformées, a été attri-

(1) Op. cit. p. 18.

bué, par quelques-uns, à l'insuffisance du calibre des artères nourricières des os ou du périoste. Pour que pareille opinion fût plausible, il aurait fallu qu'une anomalie de cette nature eût été signalée dans une autre portion du système osseux.

Lœhlein donne pour cause du bassin généralement rétréci un arrêt de développement, qu'il met la plupart du temps sur le compte du rachitisme. Cette explication doit être rejetée, car nous nous sommes expliqués suffisamment à propos d'un arrêt possible de développement; quant au rachitisme il est mis hors de cause, car jamais on n'a observé dans ces bassins de changement de rapport entre les épines iliaques antéro-supérieures et les crêtes, l'intervalle entre les premières étant augmenté, tandis que celui qui sépare les crêtes est diminué; jamais non plus dans ces bassins le détroit inférieur n'a été plus grand que le supérieur.

Müller (de Berne), croit ce vice de conformation assez fréquent ; sa statistique donne 7 o/o. Pour lui, dans la grande majorité des cas où il n'y a pas de rachitisme, c'est le crétinisme que l'on doit incriminer. Il montre combien le goître endémique se rencontre souvent dans l'Oberland ; or, le goître endémique accompagne presque toujours le crétinisme, et celui-ci consiste principalement dans un arrêt de développement du système osseux. Cet arrêt démontré pour les os du crâne doit aussi porter sur les os du bassin. Ajoutons que, dans notre pensée, cette opinion doit être restreinte à la région qui alimente la clinique de Berne, et n'est pas admissible dans notre pays.

Que conclure de cet exposé? C'est que l'on ignore complètement les causes qui engendrent le bassin généralement rétréci. Il nous est impossible, dans l'état actuel de la science de dire pourquoi dans ces bassins à l'aplatissement antéro-postérieur, se joint le manque d'extension transversale; nous ne voulons pas hasarder une théorie, et nous nous contenterons de dire, avec Nægele, que ce sont « jeux de la nature. »

Diagnostic

En général la recherche du degré et de la variété de l'angustie pelvienne est un problème difficile; il l'est davantage, toutes choses égales d'ailleurs dans les bassins généralement rétrécis. Le diagnostic doit s'imposer pendant la grossesse, afin que l'art puisse remédier à la mauvaise conformation.

Pour Nægele, rien ne peut faire soupçonner d'avance que le bassin n'a pas ses dimensions normales; « les signes proposés, dit-il, auraient une grande « valeur s'ils étaient réels, ces signes malheureuse- « ment n'existent pas. »

Il est pénible de le constater; la science a fait peu de progrès depuis; nous n'avons, en effet, que des signes de présomption et pas un signe de certitude. Tant que l'on n'aura pas trouvé le moyen de mesurer directement sur le vivant le diamètre transverse et les obliques rétrécis, le diagnostic ne pourra être posé d'une manière certaine.

Ed. Martin (d'Iéna) considère comme généralement rétréci, tout bassin dont les dimensions ont 10 millimètres de moins que les longueurs suivantes :

Diamètre des épines........	0m,250
— des crêtes........	0, 280
— des trochanters....	0, 310
Diamètres obliques.........	0, 225
— conjugés........	0, 220

D'après lui, le diamètre des crêtes doit dépasser d'au moins 0m015 le diamètre des épines. Le diamètre droit ne doit pas être beaucoup plus petit que le diamètre transversal ; la différence des diamètres obliques ne doit pas excéder 0m015.

Le diagnostic peut être posé : 1° pendant la grossesse, 2° pendant l'accouchement.

1° Pendant la grossesse, outre les signes communs à tous les rétrécissements, tels que : la petitesse de la taille, le ventre en besace, une mobilité toute spéciale de l'utérus, les présentations transversales, la situation élevée de la partie fœtale ; la mensuration du bassin peut donner une certitude relative.

Le toucher donne la dimension du diamètre sacro-pubien, et permet d'affirmer que l'on a affaire à un rétrécissement antéro-postérieur ; voilà une certitude absolue. Si à ce signe, on joint une diminution notable de la distance qui sépare les épines et les crêtes iliaques, on a un second signe que l'on prendra en considération, quoique relatif. En effet, on a l'habitude de regarder comme rétréci, dans le diamètre transverse du détroit supérieur, tout bassin qui offre une diminution de la distance qui sépare les épines iliaques antéro-supérieures, et une diminution analogue de la distance des crêtes iliaques entre elles. On suppose que la distance transversale étant réduite au-dessus du détroit supérieur, le diamètre transverse de ce détroit est également réduit. Et cependant, au point de vue morphologique, il n'y a pas de rapport entre le grand bassin proprement dit, et ce qui est situé au-dessous ; l'expérience a appris que l'on pouvait soupçonner un diamètre transverse rétréci, quand la distance qui sépare les épines iliaques antéro-supérieures et la distance qui sépare la crête étaient diminuées. Mais il faut savoir que certaines femmes ont, par transmission héréditaire, les épines iliaques droites et rapprochées l'une de l'autre, tandis que d'autres les ont écartées ; voilà pourquoi nous disons que ce signe est d'une certitude relative.

2° Pendant l'accouchement, une circonstance favorable peut permettre de poser le diagnostic ; outre les signes qui s'observent dans tous les cas de rétrécissement, tels que : l'écoulement prématuré des eaux, la procidence du cordon, la situation élevée de la tête, malgré les douleurs et la dilatation complète du col ; dans le cas présent, la tête se place (dans une présentation du sommet) au détroit supérieur, la petite fontanelle étant la plus basse.

La connaissance du diamètre transverse et des diamètres obliques serait de la plus haute importance pour le diagnostic, si l'on pouvait les obtenir sur le vivant. Car si le diamètre transverse a conservé ses dimensions normales, l'accouchement est possible, même avec un fort rétrécissement du diamètre droit. Dans le bassin rachitique, par exemple, les diamètres transverses et obliques ont conservé leurs dimensions propres, quelquefois même ils sont agrandis ; de telle sorte qu'étant donné un diamètre antéro-postérieur de 0m08, le diamètre bi-pariétal ayant 0m095 pourra, sous l'action du forceps, perdre 1 centim. 1/2. Mais il arrivera que par compensation les autres diamètres de la tête augmenteront, et si le diamètre transverse est rétréci, la descente ne se fera pas ; c'est ce qui est à craindre dans les bassins généralement rétrécis.

Nous croyons utile de faire le diagnostic différentiel du bassin généralement rétréci, et des bassins rachitiques, ostéomalaciques et obliques-ovalaires, afin que l'on puisse les exclure, le cas échéant.

Bassin rachitique. — L'examen des fémurs, des tibias, de la colonne vertébrale présentant des traces de maladies osseuses du jeune âge, pousseront à faire la mensuration du bassin. Les caractères les plus saillants sont les suivants (1) :

1° L'espace qui sépare le milieu de la crête iliaque d'un côté, de celle du côté opposé, est plus petit que celui qui sépare l'une de l'autre les épines antéro-supérieures des mêmes os ; à l'état normal, le contraire existe.

2° Le détroit supérieur offre un diamètre droit, toujours plus petit que les autres, et un diamètre transverse quelquefois aussi grand et même plus grand qu'à l'état normal.

(1) Lenoir, Gürlt, Depaul.

3° Le détroit inférieur est toujours plus large que le détroit supérieur et que l'excavation, souvent même ses diamètres transverses et obliques sont supérieurs à ceux du bassin normal.

4° La concavité que le sacrum présente dans le sens de sa longueur, est diminuée ou a disparu.

5° La largeur du sacrum est augmentée, surtout à sa base.

Bassin ostéomalacique. — Dans cette variété, le toucher n'accuse pas de diminution du diamètre antéro-postérieur, parce que les diamètres droits ne viennent plus aboutir à la symphyse, mais aux branches horizontales du pubis, qui sont refoulées en dedans. Les cavités cotyloïdes, ainsi que les tubérosités sciatiques, sont rapprochées. L'arcade pubienne est rétrécie. Pour résumer, le bassin ostéomalacique offre : 1° un rétrécissement du grand bassin, par le rapprochement des épines antérieures et supérieures, et par le plissement d'arrière en avant des ailes des os iliaques ; 2° un rétrécissement du détroit supérieur à forme triangulaire ou de carte à jouer ; 3° un rétrécissement du détroit inférieur, dans tous les sens, avec ou sans augmentation de la concavité du sacrum.

Bassin oblique-ovalaire. — Ce vice de conformation est rare ; le diagnostic sera établi : 1° par la palpation des branches horizontales du pubis et des parois latérales internes du bassin ; 2° par la mensuration selon les préceptes donnés par Nægele (1): Les dimensions suivantes, égales ou très peu diffé-

(1) Op. cit., p. 34.

rentes des deux côtés sur des bassins bien conformés, offrent des différences considérables sur le bassin oblique-ovalaire : *a* d'une tubérosité sciatique d'un côté à l'épine iliaque postérieure et supérieure du côté opposé ; *b* de l'épine iliaque antérieure et supérieure d'un côté à l'épine postérieure et supérieure du côté opposé ; *c* de l'apophyse épineuse de la dernière vertèbre lombaire à l'épine antérieure et supérieure de l'un et de l'autre côté ; *d* du grand trochanter d'un côté à l'épine iliaque postérieure et supérieure de l'autre, *e* du sommet de l'arcade pubienne à l'épine iliaque, postérieure et supérieure de l'un et de l'autre côté.

Pronostic et traitement

Le pronostic est très sérieux ; dans la grande majorité des cas, il y a impossibilité matérielle de la fonction de parturition, c'est-à-dire mort de la mère et mort de l'enfant, si l'art n'intervient pas.

Si l'on veut bien se reporter aux observations, on voit que sur un ensemble de 16 cas :

3 femmes sont mortes avant d'avoir été délivrées. par rupture du vagin et de l'utérus. Opération césarienne post-mortem.

8 ont succombé après l'extraction du fœtus, après application de forceps, version, ou perforation du crâne.

2 ont eu un accouchement naturel, grâce à la peti-

tesse de la tête fœtale, mais sont mortes des suites de couches.

3 ont subi l'accouchement prématuré artificiel; une est morte, deux ont survécu.

Quant aux enfants, dans les 16 cas précités:

7 ont vécu; 2 étaient très petits; 1 pesait 5 livres; 2 sont inscrits comme beaux et bien portants; 2 n'ont aucune indication.

9 enfants ont succombé: 4 avaient subi la crâniotomie; 2 étaient morts avant la naissance; 3 ont péri après l'accouchement.

Nous n'avons pas besoin d'insister sur l'extrême gravité du pronostic, les chiffres parlent d'eux-mêmes. La difficulté due au rétrécissement antéro-postérieur est doublée par la réduction des diamètres transverse et obliques. Il faut également tenir compte, dans certains cas, du rapprochement des ischions et des épines sciatiques.

Quelle conduite doit-on tenir en présence d'un bassin généralement trop étroit? Il est évident que les règles qui régissent les vices de conformation en général ne sont pas applicables ici. Dans un bassin rachitique, on peut s'abstenir avec un diamètre antéro-postérieur estimé 0m 095 à 0m 10, nous en avons vu la raison. Mais dans le cas présent la réduction du diamètre transverse ne permet pas au diamètre occipito-frontal de franchir le détroit supérieur.

Si le diagnostic n'a pas été fait; le travail durant quelquefois plusieurs jours, ou l'inertie utérine étant complète, on applique le forceps et cela sans résultat. On passe alors au second temps à la perforation, puis à la céphalotripsie et avec quels désordres graves, le plus souvent mortels !

En admettant que la femme ait été examinée d'assez bonne heure, et le diagnostic porté exactement, ou à peu près exactement, l'accouchement prématuré artificiel, qui offre le double avantage de donner naissance à un être vivant et de sauver la mère, est la seule méthode que l'on devra conseiller.

Avec un rétrécissement antéro-postérieur de 0^m 10 à 0^m 09 : on pratiquera cette opération à la fin du 8e mois de la grossesse ; avec un rétrécissement de 0^m 09 à 0^m 08 à la fin du 7e mois.

Si l'on a affaire à une réduction de 0^m 08 à 0^m 07 : on fera également l'accouchement prématuré, quitte à le terminer par le forceps ou la perforation, si cela était nécessaire.

Enfin en présence d'un rétrécissement tel que celui de l'observation I, (0^m052) l'opération césarienne serait la seule ressource, si les circonstances avaient empêché de faire l'avortement médical.

CONCLUSIONS

1° Le bassin décrit par les auteurs, comme généralement et régulièrement rétréci, n'offre pas les caractères du bassin infantile ;

2° L'étroitesse du bassin ne peut nous surprendre chez les naines : le bassin est ici petit, parce que la femme est petite.

3° Les bassins généralement rétrécis ne présentent jamais, ou presque jamais, cette réduction uniforme et proportionnelle qu'on leur attribue ;

4° Si l'on veut tenir compte de ce fait, que le diamètre droit est le plus petit diamètre du détroit supérieur, on verra que ces bassins peuvent être regardés comme des bassins aplatis non rachitiques, dans lesquels le diamètre transverse n'a pas subi son extension transversale complète. Quelques-uns néanmoins offrent un aplatissement transversal manifeste ;

5° Il n'est pas possible, dans l'état actuel de la science, de déterminer une cause productrice de ce vice de conformation ;

6° L'accouchement prématuré artificiel s'impose à l'accoucheur dans le cas de bassins généralement rétrécis ;

7° Etant données les difficultés du diagnostic, résultant dû manque de méthodes propres à obtenir exactement, sur le vivant, les dimensions transverses et obliques du détroit supérieur, nous proposerions de mesurer le bassin de toutes les femmes enceintes primipares. Quant aux multipares, chaque fois que l'issue des grossesses antérieures ne serait pas connue d'une manière suffisante, nous voudrions voir également la mensuration leur être appliquée. Il est évident, a priori, que cette mesure prophylactique, serait plus applicable dans une Maternité ou une Clinique que dans la pratique civile.

9024 — Imp. Waltener et Cie, rue Belle-Cordière, 14. — Lyon.

www.ingramcontent.com/pod-product-compliance
Ingram Content Group UK Ltd.
Pitfield, Milton Keynes, MK11 3LW, UK
UKHW021601260726
13993UKWH00002B/973

9 782329 131719